消化内镜专科护理常规及操作规程

主　审：崔　毅　曾　讯

主　编：邓秀梅　文清德

副主编：蓝文通　蒋雪丽

参　编：杨　群　李叶青

　　　　杨宝娜　刘海娴

北京工业大学出版社

图书在版编目（CIP）数据

消化内镜专科护理常规及操作规程 / 邓秀梅， 文清
德主编． — 北京 ： 北京工业大学出版社， 2022.5
　　ISBN 978-7-5639-8319-3

　　Ⅰ．①消… Ⅱ．①邓… ②文… Ⅲ．①消化系统疾病
－内窥镜检－护理－技术操作规程 Ⅳ．① R473.57-65

中国版本图书馆 CIP 数据核字（2022）第 071456 号

消化内镜专科护理常规及操作规程
XIAOHUA NEIJING ZHUANKE HULI CHANGGUI JI CAOZUO GUICHENG

主　　编： 邓秀梅　文清德
责任编辑： 李俊焕
封面设计： 知更壹点
出版发行： 北京工业大学出版社
　　　　　　（北京市朝阳区平乐园 100 号　邮编：100124）
　　　　　　010-67391722（传真）　bgdcbs@sina.com
经销单位： 全国各地新华书店
承印单位： 北京银宝丰印刷设计有限公司
开　　本： 710 毫米 ×1000 毫米　1/16
印　　张： 11
字　　数： 215 千字
版　　次： 2022 年 5 月第 1 版
印　　次： 2022 年 5 月第 1 次印刷
标准书号： ISBN 978-7-5639-8319-3
定　　价： 72.00 元

作者简介

邓秀梅，1977年9月出生，中山大学附属第一医院内镜中心护士长、主管护理师、中国医学装备协会护理装备与材料分会第二届委员会委员、广东省护理学会消化内镜护理专业委员会"副主任委员"、广东省医疗行业协会消化内镜管理分会内镜感染控制专业分会委员、广东省护理学会消化内镜专科护士、中山大学附属第一医院培训基地负责人。

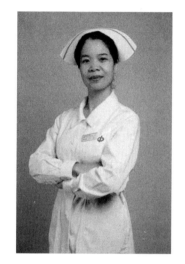

发表论文8篇，组织编写了《消化内镜护理培训手册》《消化内镜专科护理操作常规》《消化内镜专科护理操作规程》；组织骨干护士拍摄操作视频等，用于教学；2014年至2021年顺利完成70余名内镜护士的培训，包括新入室护士、规培护士、进修护士、专科护士。

1998年8月支援武汉抗洪救灾1个月，2020年2月至4月驰援武汉抗疫2个月（组长），获得荣誉表彰多项，如2020年中山一院院长特别奖、抗疫先进个人，另获院级优秀护士等。

作
者
简
介

文清德，1987 年 5 月出生，2011 年毕业于中山大学。现为中山大学附属第一医院内镜中心护理组长、主管护理师，中华护理学会第 27 届门诊专业委员会青年委员、广东省消化内镜护理专委会常务委员、中山一院援鄂医疗总队组长、广东省消化内镜护理专科护士。

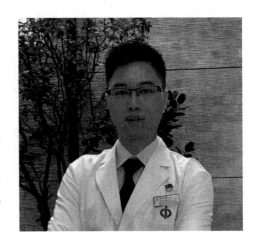

发表论文 8 篇，编写了《内镜护理工作手册》，主持拍摄制作消化内镜专科护理操作视频 20 余个，顺利完成 70 余名内镜护士（新入室、规培、进修）的教学培训，掌握消化内镜及其附件的再处理技术、内镜下常用的缝合技术、内镜微创手术的护理操作技术（ERCP、ESD、ESE、EFR、STER、POEM、NOTES 等）以及内镜诊疗的监护与急救技术，并通过参加省内外的相关竞赛、学术会议和技术帮扶，持续开展技术辐射和推广。

获得"国家医疗相关标准执行竞技赛"2021 年度广东省赛区第一名、2020 年中共湖北省委省政府"最美逆行者"、2021 年广东省护理学会消化内镜护理专委会"优秀学员"、2020 年中山大学"优秀共产党员"、2020 年中山大学"新冠疫情防控先进个人"、中山一院"十大护理绝活能手"、中山一院"院长特别奖"、中山一院"优秀护士"等荣誉表彰 10 余项。

前　言

　　中山大学附属第一医院内镜中心教学培训组于 2021 年 8 月汇编了内部培训资料《消化内镜护理工作手册》，这是一次从无到有的资料汇编。2021 年 12 月，护理部在中山大学附属第一医院企业微信"乐享视频"中推出全院护理制度、基本技术、内科护理技术、外科护理技术等资料，全院职工打开手机即可随时翻阅学习，非常方便。在学习的同时，我们也发现其中消化内镜的内容没有更新，还是多年前的版本。因此，接下来的 2 个月中，在护理部、门诊办公室和内镜中心课题组同事的大力支持下，我们开始组织编写、修订、新增专科护理的内容，把目前我科开展的检查和治疗的项目全部按模版的形式编写，内容主要包括内镜检查，内镜下的 ESD、ERCP、EUS 等手术护理配合、急诊治疗类的护理配合等。编写过程中结合我区护理工作经验，同时参考国内护理新理论和新方法，经过多次讨论和斟酌修改，最后呈现了此版本。

　　《消化内镜专科护理常规及操作规程》是一本结合消化内镜护理实际工作、规范护士服务行为的培训参考书，本书分为上、下两篇，上篇为"消化内镜专科护理常规"，下篇为"消化内镜专科护理技术操作规程"。本书对我中心护理专科配合提出了更高的要求，可供临床参考，不足之处请各位同人指正。

邓秀梅

2022 年 2 月 8 日

目　录

上篇　消化内镜专科护理常规

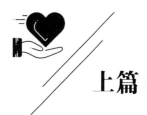

消化内镜专科护理常规

第一章　诊断性消化内镜护理常规

第一节　电子胃镜检查

【概述】

电子胃镜检查是将电子胃镜插入患者食管、胃以及十二指肠降段内，直观地观察上述消化道黏膜形态及病变部位，以协助诊断或治疗干预的操作技术。它是公认的诊断食管、胃和十二指肠疾病最可靠的方法，世界卫生组织将电子胃镜作为消化道疾病诊断的"金标准"。

【护理常规】

一、操作前护理

1. 物品准备：咽部局麻药（利宁胶浆）、圆碗、弯盘、75% 酒精纱布、干纱布、灭菌注射用水、注射器、祛泡剂、一次性口垫、口水垫巾、纸巾、一次性手套、电子胃镜、注水瓶、光源主机、活检钳、细胞刷、标本固定用物（标本纸、组织固定液）、床旁预处理用物（酶纱布、酶液），心电监护仪、吸氧设备、负压吸引装置，另各种急救药物及设备在备用状态。

2. 正确安装内镜，调试内镜角度、注气注水、图像等功能在备用状态。

3. 患者准备：术前禁食 6 ~ 8 小时，麻醉胃镜检查者术前 4 小时禁饮，高血压或糖尿病患者遵医嘱做好相关药物使用，已做钡餐检查者须待钡剂排空后再做胃镜检查；幽门梗阻患者应禁食 2 ~ 3 天，必要时术前洗胃。

4. 检查前，向患者简要解释检查目的、过程及配合要点，说明检查过程中，可能会出现恶心、腹胀等不适。

5. 了解各项检查：过往胃镜、心电图、心肺功能、肝肾功能等情况，了解有无进食抗凝血药物，签署相关治疗同意书、麻醉同意书等。

6. 在明确患者无药物过敏的前提下，检查前10分钟给患者含服咽部麻醉剂和祛泡剂。

7. 协助患者取左侧卧位，解开衣领和裤带，取出活动义齿。给患者戴口垫，并垫以一次性防渗漏垫巾，打结成围兜状，以承接口腔流出的唾液或呕吐物。

8. 镇静胃镜检查前3～5分钟遵医嘱静脉注射咪唑安定（0.05 mg/kg），首剂不超过3mg，达到镇静效果后入镜检查。

9. 麻醉胃镜检查者提前建立静脉留置针通道并接补液，摆好体位后予吸氧、心电监护，由麻醉医生静脉注射麻醉药物。

二、操作中护理

1. 密切观察患者的呼吸、面色等情况，同时不断向患者做简单解释，指导其深呼吸，不能吞下口水，让其自然流出。

2. 镇静或麻醉胃镜检查者，保持静脉通道通畅，尤其注意观察患者呼吸、血氧饱和度以及心率变化，避免误吸，避免发生低氧血症等情况，出现异常时及时运用呼吸囊等急救设备进行急救。

3. 检查中，观察患者口垫有无脱落，避免咬坏镜子。同时，如遇胃内黏液、血迹量多等影响视野清晰度时，用30ml注射器吸水经活检通道注水冲洗。

4. 必要时配合医师进行活检术或内镜下治疗。

5. 上好床栏防坠床。

6. 检查中做好保暖。

三、操作后护理

1. 协助患者清理口腔周围的黏液。

2. 镇静或麻醉患者检查后休息20～30分钟，生命体征正常、行走有力时才能出室，由家属陪同离开，并告知当天不要开车和进行高空作业等。

3. 向患者解释有可能出现短暂的咽痛及咽后壁异物感，不用紧张，不要反复用力咳嗽，以免损伤咽喉黏膜。

4. 告诉患者1小时后方可进食，以免发生呛咳。

5. 若进行内镜下摘除息肉，尤其进行电凝、电切息肉的患者，应流质或半流质少渣饮食3天，并减少活动量，避免剧烈运动3天。

6. 叮嘱患者检查后，注意大便颜色，若出现呕吐、腹胀、腹痛、发热等不适，应及时就医。

7. 内镜及附件按照《医疗器械临床使用管理办法（国家卫生健康委员会令第8号）》、WS 507-2016《软式内镜清洗消毒技术规范》进行再处理。

8. 做好标本的采集及送检。

9. 整理、记录、收费。

编写者：甘丽美　曾讯　陈艳玲

修订者：邓秀梅　曾讯

第二节　电子结肠镜检查

【概述】

电子结肠镜适用于全结肠检查和治疗，是诊断下消化道中结肠、直肠及回肠末端黏膜病变的最佳选择。它是通过安装于肠镜前端的电子摄像镜头将结肠黏膜的图像传输给电子计算机处理中心，然后显示于监视器屏幕上，通过显示屏幕可清楚观察到大肠黏膜的细微变化，如炎症、糜烂、溃疡、出血、色素沉着、息肉、癌症、血管瘤、憩室、黏膜下病变等；还可以通过肠镜的活检通道送入活检钳取出米粒大小的组织，病理切片进行检查，以判断病灶的性质；也可进行内镜下息肉治疗、止血、病灶标志物定位、特殊染色处理等。

【护理常规】

一、操作前护理

1. 物品准备：圆碗、弯盘、75% 酒精纱布、干纱布、石蜡油、灭菌注射用水、注射器、祛泡剂、肠镜、光源主机、活检钳、肠镜注射针、圈套器、止血钛夹、尼龙绳套扎器、高频电切机、标本固定用物（标本纸、组织固定液）、床旁预处理用物（酶纱布、酶液），心电监护仪、吸氧设备、负压吸引装置，另各种急救药物及设备在备用状态。

2. 患者准备：检查前 1 天半流质饮食，不食含纤维食物，检查前一晚按要求服用泻药清肠或清洁灌肠，检查日上午禁食。女性患者月经期避免检查，麻醉检查者检查前 4 小时禁饮水。检查前更换检查裤，麻醉检查者开通留置针补液通道，保证补液顺畅，检查取左侧卧位。

3. 评估。

（1）评估内容包括主诉、现病史、既往史、治疗经过、内镜及相关检查结果，评估患者 7 天内是否服用过抗凝血药物（阿司匹林、波立维、华法林等）。

（2）确认患者已签署知情同意书，知晓相关医疗风险。

（3）评估患者心理状况，告知检查配合注意事项，做好心理护理，取得配合。

二、操作中护理

1. 检查中留意清醒患者的主诉，有无头晕、胸闷、气促、腹痛、腹胀、呕吐等不适。麻醉肠镜检查者，保持静脉通道通畅，尤其注意观察患者呼吸、血氧饱和度以及心率变化，避免误吸，避免发生低氧血症等情况，出现异常时及时运用呼吸囊等急救设备进行急救。

2. 检查中，如遇粪渣、泡沫多等影响视野清晰度时，用 30ml 注射器吸祛泡剂水经活检通道注水冲洗。

3. 必要时配合医师进行活检术或电切息肉治疗。

4. 做双人肠镜时，需要两名护士配合，一名护士在前段负责扶镜和进境，另一名护士配合肠镜下治疗和患者安全护理。

5. 上好床栏，防坠床。

6. 检查中做好保暖。

7. 做好患者隐私部位的保护，检查前后注意盖好臀部的布帘。

三、操作后护理

1. 协助患者取舒适体位。麻醉患者推至复苏室卧床观察至少 20 ～ 30 分钟，持续吸氧、监测血氧饱和度和意识状态。

2. 麻醉检查者清醒后，生命体征正常、行走有力时才能出室，由家属陪同离开，并告知当天不要开车和进行高空作业等。

3. 检查后无特殊情况可以正常饮食。

4. 若进行内镜下摘除息肉，尤其进行电凝、电切息肉的患者，应流质或半流质少渣饮食 3 天，并减少活动量，避免剧烈运动 3 天。

5. 叮嘱患者检查后，注意大便颜色，若出现明显腹胀、腹痛、便血、发热等不适，应及时就医。

6. 内镜及附件按照《医疗器械临床使用管理办法（国家卫生健康委员会令第8号）》、WS 507-2016《软式内镜清洗消毒技术规范》进行再处理。

7. 做好标本的采集及送检。

8. 整理、记录、收费。

编写者：甘丽美　陈艳玲　曾讯

修订者：邓秀梅　曾讯

第三节　单（双）气囊小肠镜检查

【概述】

小肠是人体最长的器官，常见小肠疾病主要包括感染或非感染性炎症、肿瘤、黏膜下肿物、寄生虫病、血管病变、肠管畸形、憩室及吸收不良综合征等。小肠疾病的临床诊疗一直以来都比较困难，漏诊、误诊率高。随着小肠镜的发明和广泛应用，小肠疾病的诊疗水平明显提高。单气囊小肠镜由一个气囊交替充放气，双气囊小肠镜有两个气囊交替，各有特点，都是诊断与治疗小肠疾病的好工具。根据病情需要可以分为经口进镜和经肛进镜两种。

【护理常规】

一、操作前护理

1. 常规用物准备：口垫（经口者）、灭菌注射用水、祛泡剂、大方纱、30ml注射器、橄榄油、无菌圆碗、餐巾纸、标本纸、病理标本瓶、床侧预处理用品等。

2. 小肠镜用物准备：小肠镜、气囊控制泵、气囊外套管、注气管、小肠镜下治疗附件（活检钳、注射针、和谐夹、圈套器、尼龙绳等）。

3. 设备准备：将小肠镜连接光源主机，测试内镜图像、负压吸引、注气注水、旋钮功能，润滑并安装小肠镜外套管并测试气囊注气、放气功能是否正常。双气囊小肠镜在镜身前端按规范多安装 1 个内镜气囊，分别往气囊注气，检查气囊缩放功能，检查中使用二氧化碳。

4. 检查前核对患者基本信息、确认经口或经肛进镜，询问空腹时间及评估肠道清洁度，确认麻醉前禁食、禁水 4 小时。

5. 评估患者心肺功能、过敏史等，排除禁忌证，签署知情同意书，解释检查目的和大致过程，并交代检查中注意事项，解除患者焦虑和恐惧心理以取得配合。

6. 协助患者取左侧卧位，解开衣领和裤带，取出活动义齿。经口小肠镜戴口垫并垫一次性防渗漏垫巾，打结成围兜状，以承接口腔流出的唾液。经肛进镜检查前更换肠镜检查裤。

7. 提前建立静脉通道并接补液（使用 18G 留置针并接 3 ~ 4 个三通），摆好体位后予吸氧，心电监护，由麻醉医生行气管插管或静脉注射麻醉药物。

二、操作中护理

1. 两位护士配合医师扶镜和送镜：一名护士持小肠镜前端进境，另一名护士在后端负责气囊套管和小肠镜的固定或进镜。

（1）单气囊小肠镜（以经口进镜为例）：内镜进入十二指肠水平段后→将未充气的外套管沿镜身滑至内镜前端→将外套管气囊充气，内镜、外套管与肠壁已相对固定，然后缓慢后拉内镜和外套管→将内镜缓慢向深部插入，直至无法进镜→重复上述充气、放气，滑行外套管和勾拉等动作，即可使镜身缓慢、均速进至小肠远端。

（2）双气囊小肠镜（以经口进镜为例）：直视下送镜，当内镜进入至十二指肠水平段后→将小肠镜的内镜气囊充气，使内镜头部不易滑动→然后将外套管沿镜身滑插至内镜前部→随后将外套管气囊充气，此时两个气囊均已充气，内镜、外套管与肠壁已相对固定→然后缓慢拉直内镜和外套管，缩短肠管→接着将内镜气囊放气，操作者将内镜缓慢循腔进镜向深部插入，直至无法继续进镜→再依次将内镜气囊充气，使其与肠壁相对固定→同时释放外套管气囊，外套管沿镜身前滑→如此重复上述充气、放气、推进外套管和向后牵拉操作，直至到达病灶。

2. 检查中，如遇消化道黏液、泡沫多等而影响视野清晰度时，用 30ml 注射器吸祛泡水经活检通道注水冲洗。

3. 必要时配合医师使用小肠镜附件进行活检术和治疗。

4. 保持静脉通道通畅，尤其注意观察患者呼吸、血氧饱和度以及心率变化，避免误吸，避免发生低氧血症等情况，出现异常时及时运用呼吸囊等急救设备进行急救。

5. 上好床栏防坠床。

6. 检查中做好保暖。

三、操作后护理

1. 气管插管者拔出气管插管后，及时吸引口、鼻分泌物，保持呼吸道顺畅，转复苏室并详细交班。

2. 患者在复苏室吸氧、监测生命体征，由麻醉医生进行病情评估后方可转运回病区。

3. 清醒后告知经口进镜的患者，检查后 2 ~ 3 天可能会感到咽喉部疼痛，此症状会自行消失。

4. 告知经肛进镜的患者，检查后不要进食产气食物，如牛奶、豆浆等，遵医嘱进食。

5. 叮嘱患者检查后，若出现呕吐、腹胀、腹痛、发热等不适，要及时告知医师。

6. 内镜及附件按照《医疗器械临床使用管理办法（国家卫生健康委员会令第8号）》、WS 507-2016《软式内镜清洗消毒技术规范》进行再处理。

7. 做好标本的采集及送检。

8. 整理、记录、收费。

编写者：邓秀梅　曾讯

第四节　超声内镜检查

【概述】

超声内镜是一种将微型超声探头置于内镜的前端，既可以进行内镜检查又可以同时进行实时超声波扫查从而获得消化道管壁及邻近脏器的超声图像的设备。超声内镜检查能清晰地观察黏膜以下的深层病变，甚至是消化道管壁外邻近组织的病变，可进行病变大小及浸润深度的测量、周围血供的判断等，从而为疾病的诊断提供一种可靠的检查手段，对于治疗方案的选择具有重要的指导意义。超声内镜检查包括超声胃镜、超声肠镜、胆道超声以及超声小探头检查。

【护理常规】

一、操作前护理

1. 物品准备：圆碗、75% 酒精纱布、注射器、口垫、一次性手套、超声内镜、超声小探头、附送水胃肠镜、超声水囊、超声主机、注水瓶、注水泵连接注水管、超声活检钳、表面麻醉剂，标本固定用物、床旁预处理用物（酶纱布、酶液），心电监护仪、吸氧设备、负压吸引装置，另各种急救药物及设备在备用状态（注：胆道超声需准备十二指肠镜）。

2. 设备准备：将超声内镜连接光源主机，测试超声及内镜图像，测试注水注气、负压吸引功能是否正常，超声内镜安装水囊，往水囊注水，吸尽水囊内的空气，检查水囊有无破损。

3. 术前禁食 6 ~ 8 小时，已做钡餐检查者须待钡剂排空后再做检查。

4. 评估患者心肺功能、过敏史等，排除禁忌证，确认签署知情同意书。解释检查目的和大致过程，并交代检查中注意事项，解除患者焦虑和恐惧心理以取得配合。

5. 协助患者取左侧卧位，解开衣领和裤带，取出活动义齿，垫一次性防渗漏垫巾，打结成围兜状，以承接口腔流出的唾液或呕吐物。

6. 在明确患者无药物过敏的前提下，检查前 10 分钟给患者含服咽部局麻药。

7. 检查前 3 ~ 5 分钟遵医嘱静脉注射咪唑安定（0.05 mg/kg），首剂不超过 3mg，达到镇静效果后入镜检查，有条件者实行麻醉下检查。

8. 麻醉检查者提前建立留置针静脉通道并接补液，摆好体位后予吸氧，心电监护，由麻醉医生静脉注射麻醉药物。

二、操作中护理

1. 在插镜过程中密切观察患者的呼吸、面色等情况，同时不断向患者做简单解释，指导其深呼吸，不能吞下口水，让其自然流出。

2. 检查中，观察患者口垫有无脱落，避免咬坏镜子。同时，如遇胃内黏液多等而影响视野清晰度时，可用祛泡剂冲洗。

3. 必要时配合医师进行活检术。

4. 镇静或麻醉检查者，保持静脉通道通畅，尤其注意观察患者呼吸、血氧饱和度以及心率变化，避免误吸，避免发生低氧血症等情况，出现异常时及时运用呼吸囊等急救设备进行急救。

5. 上好床栏防坠床。

6. 检查中做好保暖。

三、操作后护理

1. 协助患者清洁口腔周围的黏液。

2. 镇静或麻醉患者检查后休息 20 ～ 30 分钟，拔针后按压针口 5 分钟避免出血，生命体征正常、行走有力时才能出室，由家属陪同离开，并告知当天不要开车和进行高空作业等。

3. 向患者解释有可能出现短暂的咽痛及咽后壁异物感，不用紧张，不要反复用力咳嗽，以免损伤咽喉黏膜。

4. 告诉患者 1 小时后方可进食，以免发生呛咳。

5. 叮嘱患者检查后，若出现呕吐、腹胀、腹痛、发热等不适，应及时就医。

6. 内镜及附件按照《医疗器械临床使用管理办法（国家卫生健康委员会令第 8 号）》、WS 507-2016《软式内镜清洗消毒技术规范》进行再处理。

7. 做好标本的采集及送检。

8. 整理、记录、收费。

编写者：邓秀梅　曾讯

第五节　经内镜逆行胰胆管造影术（ERCP）

【概述】

经内镜逆行胰胆管造影术（Endoscopic retrograde cholangio pancreotography，ERCP）是目前微创治疗胆胰疾病的重要手段之一，是将十二指肠镜经口插入十二指肠降部，经十二指肠乳头导入专用器械进入胆管或者胰管内，在 X 线透视下注射造影剂造影、导入子内镜 / 超声探头观察、进行脱落细胞 / 组织收集等操作，完成对胆、胰疾病的诊断，并在诊断基础之上实施相应介入治疗的总称。

【护理常规】

一、操作前护理

1.一般用物准备：灭菌圆碗、弯盘、75%酒精纱布、灭菌纱布、灭菌注射用水、注射器、祛泡剂、一次性口垫、口水垫巾、纸巾、灭菌手套、电子十二指肠镜、注水瓶、光源主机、活检钳、细胞刷、标本固定用物（标本纸、组织固定液）、床旁预处理用物（酶纱布、酶液），心电监护仪、吸氧设备、负压吸引装置，另各种急救药物及设备在备用状态。

2.药物准备：咽部局麻药、654-2、盐酸哌替啶、咪唑安定、凯纷注射液、优维显和生理盐水（用1∶1比例配置备用）。

3.设备准备：十二指肠镜连接光源主机并检查图像、测试注气注水、负压吸引功能、电切机处于备用状态、DSA设备处于开机状态、穿着防护用品（铅衣、铅围脖、铅眼镜等）、佩戴个人放射剂量章（包括内章和外章）。

4.专科附件准备：切开刀、导丝、针状刀、扩张气囊、压力泵、取石球囊、取石网篮、碎石网篮、紧急碎石器、各种规格的胰胆管支架、鼻胆引流管等。

5.患者准备。

（1）术前禁食、禁水6～8小时，建立静脉通道（首选右上肢）。

（2）了解各项检查：既往史、现病史、过敏史、心电图、心肺功能、肝肾功能等情况，了解有无进食抗凝血药物，签署相关治疗同意书、麻醉同意书等。

（3）检查前10分钟给患者含服咽部局麻药。

（4）协助患者取俯卧位，右肩下方垫小枕，头偏向右侧，解开衣领，取出活动义齿。垫一次性防渗漏垫巾，打结成围兜状，以承接口腔流出的分泌物。

（5）检查前3～5分钟遵医嘱静脉注射咪唑安定（0.05mg/kg），首剂不超过3mg，654-2、盐酸哌替啶等，达到镇静效果后入镜检查。

（6）持续吸氧并心电监护。

（7）麻醉检查者提前建立静脉留置针通道并接补液，平卧位留置气管插管后再摆俯卧体位，注意保护受压部位，如耳朵等。

二、操作中护理

1.在插镜过程中密切观察患者的呼吸、面色等情况，同时不断向患者做简单解释，指导其深呼吸，不能吞下口水，让其自然流出。

2.检查中，观察患者口垫有无脱落，避免咬坏镜子。同时，如遇胃内黏液、血迹量多等而影响视野清晰度时，用 30ml 注射器吸水经活检通道注水冲洗。

3. 配合医师进行内镜下操作，如十二指肠乳头切开术、十二指肠乳头气囊扩张术、胆胰管探条扩张术、胆管结石碎石术、球囊取石术、胆胰管支架放置术、鼻胆管引流术、活检术等。必要时置入胆胰超声小探头进行超声检查。

4. 镇静或麻醉检查者，保持静脉通道通畅，尤其注意观察患者呼吸、血氧饱和度以及心率变化，避免误吸，避免发生低氧血症等情况，出现异常时及时运用呼吸囊等急救设备进行急救。

5. 必要时上好约束带防坠床。

6. 检查中做好保暖。

三、操作后护理

1. 镇静患者：协助清理口腔周围的黏液并摆平卧位，用车床转运到复苏室休息，观察 15 ~ 20 分钟，生命体征平稳可转运回病区。

2. 麻醉患者拔除气管插管后转复苏室吸氧、监测生命体征，由麻醉医生评估后方可转运回病区。

3. 向患者解释有可能出现短暂的咽痛及咽后壁异物感，不用紧张，不要反复用力咳嗽，以免损伤咽喉黏膜。

4. 指导患者 1 小时后方可进食，以免发生呛咳。

5. 告知患者如有出现严重腹痛、腹胀、出血等要及时通知医生、护士。

6. 为患者做针对性的健康宣教（饮食、活动等），避免引流管脱落。

7. 内镜及附件按照《医疗器械临床使用管理办法（国家卫生健康委员会令第 8 号）》、WS 507-2016《软式内镜清洗消毒技术规范》进行再处理。

8. 做好标本的采集及送检。

9. 整理、记录、收费。

编写者：邓秀梅　曾讯

第二章 治疗性消化内镜护理常规

第一节 食管狭窄扩张术

【概述】

食管狭窄扩张术（Endoscopic upper dilation of esophageal stenosis）是指在内镜直视下插入导丝通过狭窄段，再经导丝放置扩张器，以扩张狭窄段食管的治疗方法。

【护理常规】

一、操作前护理

1.操作者：着装整洁，洗手、戴口罩、戴手套，必要时戴面屏。

2.用物准备：电子内镜、导丝（不锈钢导丝）、扩张探条、纱布块、治疗巾、医用口垫、面巾纸、润滑剂等。

3.术前评估。

（1）术前禁食、禁水 6 ~ 8 小时。

（2）核对患者基本信息、检查目的及要求，查看患者内镜及相关检查报告，了解现病史、既往史、适应证、用药史（是否使用影响凝血功能的药物）、血常规及出凝血指标，有异常报告医生。

（3）评估患者心肺功能、药物过敏史等，排除禁忌证。

（4）确认医生已进行术前谈话告知，患者及家属已签署知情同意书。

4.一般护理。

（1）向患者解释说明检查治疗的目的及大致过程，交代术中注意事项。

（2）给患者口服咽部局麻药。

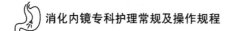

（3）患者为左侧卧位，双腿屈曲，松开衣领，戴口垫，垫好口水巾，麻醉、镇静患者给予吸氧、生命体征监测。

二、操作中护理

1.协助医生进镜，内镜下找到狭窄部位，根据狭窄情况选择合适的扩张探条型号。

2.将导丝经活检孔道插至狭窄部位的远端，明确狭窄部位后退出内镜保留导丝，沿导丝缓慢推进扩张探条（前端外涂石蜡油），直至通过狭窄部，按医嘱依次增加探条的直径，逐渐扩张。

3.扩张完毕后，将探条和导丝退出，观察有无活动性出血或穿孔。

4.操作过程中，注意严密观察患者病情，如有异常情况，应及时处置。

三、操作后护理

1.询问患者有无胃肠道的不适（胃痛、腹胀、腹痛等），嘱患者注意休息，避免剧烈活动。

2.严密观察患者生命体征。

3.给予患者针对性的健康宣教（饮食、活动等）。

4.内镜及附件处置同胃镜检查。

编写者：李叶青　蓝文通

修订者：文清德

第二节　内镜下空肠营养管置入术

【概述】

内镜下空肠营养管置入术是通过内镜将空肠营养管经鼻放入十二指肠进行短期治疗以便减压、喂食和抽吸的一种置管方法。空肠营养管分双腔和三腔营养管。

【护理常规】

一、操作前护理

1. 核对患者信息、检查目的及要求，评估患者基本情况，查看患者内镜及相关检查报告，了解现病史、既往史、适应证、禁忌证，了解生命体征、心肺功能。

2. 术前禁食、禁水 6 ~ 8 小时。

3. 确认医生已进行术前谈话告知，确认患者及家属均已签署知情同意书。

4. 操作者准备：着装整洁，洗手、戴口罩，必要时佩戴面屏。

5. 用物准备：营养管（根据患者情况、需要选择不同型号的营养管：空肠营养管、三腔营养管）、异物钳 / 斑马导丝、胶布、石蜡油、方纱等。

6. 向患者解释说明检查的目的及大致过程，交代术中注意事项。

7. 给患者提前 10 分钟口服咽部局麻药、祛泡剂。

8. 患者为左侧卧位，戴口垫，垫好口水巾，上心电监护，开通静脉通道（必要时双管），中流量面罩吸氧。

二、操作中护理

1. 协助医生进镜，尽量吸尽胃腔内的液体，充分了解及评估胃内情况。

2. 将空肠营养管润滑后，从一侧鼻腔送入，在内镜直视的帮助下，送达胃腔。

3. 护士从内镜通道插入异物钳，抓取管的末端，把管向内推送，送至预定位置，边推送边退内镜。

4. 放置成功后，拔出导丝，用专用胶布将营养管固定在该侧鼻翼处。

三、操作后护理

1. 操作结束后，测量外露部分的长度，做好记录，妥善固定管道在患者的鼻部，避免挤压鼻腔。固定管道的胶布如出现潮湿、污染、脱落应及时更换。

2. 做好患者生命体征监测、保持静脉通道通畅、侧卧位，避免误吸，重病患者由医务人员转运回病区，给予患者针对性的健康宣教（饮食、活动、复诊时间等）。

编写者：邓秀梅　刘海娴
修订者：蓝文通　文清德

第三节　内镜直视下球囊扩张术

【概述】

内镜直视下球囊扩张术（Endoscopic upper balloon dilatation）是指在内镜直视下或借助内镜引出导丝通过狭窄部，经导丝放置扩张球囊以均匀外力进行扩张，达到扩张狭窄消化道管腔目的的治疗方法。

【护理常规】

一、操作前护理

1. 操作者准备：着装整洁，洗手、戴口罩、戴手套，必要时戴面屏。

2. 用物准备：胃镜（配件通道≥2.8mm）、软头硬导丝、扩张球囊、扩张泵（抽满灭菌注射用水）、金属夹、纱块、棉垫、医用口垫、润滑剂、注射器、治疗巾、剪刀、无菌注射用水、8%去甲肾上腺素冰盐水、急救药品等。

3. 术前评估。

（1）了解患者的一般情况完善全身重要脏器的常规检查，尤其是出凝血功能。

（2）了解患者病情，包括现病史、既往史、过敏史等。

（3）向患者及家属说明治疗的目的、方法、并发症等，取得患者及家属的理解和配合，并签署手术知情同意书。

（4）术前禁食6～8小时，钡剂检查后3天再行治疗以免影响视野；肠道扩张者，还需做清肠准备。

4. 一般护理。

（1）向患者解释检查、治疗的目的及大致过程，交代术中注意事项，缓解其紧张、焦虑心理。

（2）胃镜下扩张者，提前10分钟遵医嘱给患者口服咽部局麻药（麻醉者除外）；肠镜下扩张者，指导患者更换专用检查裤。

（3）患者为左侧卧位，戴口垫并垫好口水巾（胃镜下扩张者），麻醉、镇静患者给予吸氧、生命体征监测。

二、操作中护理

1.协助医生进镜，观察消化道狭窄处病变情况，选择合适的扩张球囊型号。

2.协助医生由活检孔道送入导丝，将导丝越过病灶段。

3.沿导丝送入球囊扩张器（外涂石蜡油），保持导丝张力，在内镜直视下将球囊中部送入狭窄处后连接扩张泵，向球囊中缓慢注入灭菌注射用水，同时固定好球囊导管。

4.扩张时保持球囊有一定张力（具体压力值根据患者耐受情况做适当调整）维持 1 ~ 3 分钟，一般反复扩张 2 ~ 3 次。扩张结束后，抽尽球囊液体，退出球囊及导丝，仔细观察扩张效果，评估撕裂程度及出血情况。

5.操作过程中，严密观察患者病情，如有异常情况，应及时处置。

三、操作后护理

1.询问患者有无胃肠道的不适（胃痛、腹胀、腹痛等），如有剧痛或呼吸困难应警惕出血或穿孔的发生。

2.严密观察患者病情，监测生命体征，注意有无呕血、黑便等，情况平稳后转回病房。

3.给予患者针对性的健康宣教（饮食、活动）等，做好心理护理。

4.内镜及附件按照《医疗器械临床使用管理办法（国家卫生健康委员会令第 8 号）》、WS 507-2016《软式内镜清洗消毒技术规范》进行再处理。

5.整理、记录、收费：配件为高值耗材，按照医院高值耗材管理制度，对耗材进行使用、销毁登记管理。

编写者：李叶青　蓝文通

修订者：文清德

第四节　内镜下消化道支架置入术

【概述】

内镜下消化道支架置入术（Endoscopic gastrointestinal stent implantation）是利用内镜在梗阻或狭窄的消化道内放置支架以重建消化道畅通功能的技术。适用

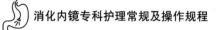

于食管癌性梗阻、食管癌性狭窄、幽门及十二指肠恶性梗阻、大肠癌性梗阻、良性胆胰管狭窄、胆胰内引流、吻合口瘘等。

【护理常规】

一、操作前护理

1. 操作者：着装整洁，洗手、戴口罩、戴手套，必要时戴面屏。

2. 用物准备：注射用水、支架、异物钳、导丝、止血夹、纱块、棉垫、医用口垫、润滑剂、注射器、治疗巾、剪刀。

3. 术前评估。

（1）术前禁食、禁水 6 ~ 8 小时，肠道支架置入者，需结合梗阻情况做适宜的清肠准备。

（2）核对患者基本信息、检查目的及要求，查看患者内镜及相关检查报告，了解现病史、既往史、适应证、用药史（是否使用影响凝血功能的药物），术前评估血常规及凝血指标，有异常报告医生。

（3）评估患者心肺功能、药物过敏史等，排除禁忌证。

（4）确认医生已进行术前谈话告知，患者及家属均已签署知情同意书。

4. 一般护理。

（1）向患者解释说明检查、治疗的目的及大致过程，交代术中注意事项。

（2）给患者口服咽部局麻药、祛泡剂。

（3）患者为左侧卧位，戴口垫并垫好口水巾（经胃镜者），麻醉、镇静患者给予吸氧、生命体征监测。

二、操作中护理

1. 协助医生进镜，观察消化道病变情况，选择合适的支架型号。

2. 协助医生由活检孔道送入导丝，将导丝越过病灶段。

3. 协助医生退镜时保留固定导丝，待内镜退出后，经导丝穿入支架置入器（外涂石蜡油），保持导丝张力。

4. 协助医生进行支架标记，当支架放至病灶合适位置时，缓慢释放支架，配合医生调整支架位置。

5. 操作过程中，严密观察患者病情，如有异常情况，应及时处置。

三、操作后护理

1. 询问患者有无胃肠道的不适（胃痛、腹胀、腹痛等）。

2. 严密观察患者生命体征，给予心电、血压监护，平稳后转回病房。

3. 给予患者针对性的健康宣教（饮食、活动）等。

4. 内镜及附件按照《医疗器械临床使用管理办法（国家卫生健康委员会令第8号）》、WS 507-2016《软式内镜清洗消毒技术规范》进行再处理。

5. 整理、记录、收费：ERCP配件为高值耗材，按照医院高值耗材管理制度，对耗材进行使用、销毁登记管理。

编写者：李叶青 蓝文通

修订者：文清德

第五节 上消化道异物取出术

【概述】

上消化道异物是指各种原因造成的潴留于上消化道内的非自身所固有的物体。传统处理方法是紧急进行外科手术取出异物或口服某些食物促使异物自然排出。但危险性大、并发症多、患者痛苦大。随着内镜技术的发展和相关设备的普及，内镜下上消化道异物取出术以其方法简便、创伤小、并发症少、成功率高等优点逐渐成为上消化道异物诊断和治疗的主要方式，成功地减少了患者的痛苦和医疗费用。

【护理常规】

一、操作前护理

1. 患者术前禁食、禁水 6 ~ 8 小时。

2. 核对患者基本信息，询问患者有无药物过敏史、异物的类型、卡异物的时间，查看患者 X 光检查报告，确定异物种类、大小、数目、部位。

3. 确认医生与患者及家属已进行术前谈话并签署知情同意书。

4. 用物准备：一般用物同胃镜检查；专科用物包括圈套器、网篮、异物钳（鼠齿钳、鳄齿钳、网型异物钳、三爪型钳等）、机械碎石器、内镜专用手术剪、先端透明帽、止血夹子、金属支架等。

5. 术前 10 分钟给患者口服咽部局麻药、祛泡剂（麻醉检查者除外）。

6. 协助患者取左侧卧位，解开衣领和裤带，取出活动义齿。给患者戴口垫，并垫以一次性防渗漏垫巾，打结成围兜状，以承接口腔流出的唾液或呕吐物。

7. 镇静或麻醉患者给予吸氧、生命体征监测。

8. 正确安装内镜先端帽，调试内镜角度、注气注水、图像等功能在备用状态。

二、操作中护理

1. 协助医生进镜，吸净胃腔内的液体，充分暴露异物。

2. 评估异物的部位、形态、性质、大小，观察有无伴发溃疡及出血。

3. 根据异物类型选择取异物的合适器械：单个短棒形异物、条形异物可用圈套器取出。单个扁平型异物，如鱼骨、鸡骨、硬币、小刀、啤酒瓶盖、金属像章等，可用鳄齿钳、橡皮头型钳、网篮取出。球形异物，如果核、胃石、玻璃球、纽扣电池等，此类异物表面光滑，钳取、套取均较困难，因此选用篮型取石器或网型异物钳较适宜。若该类异物较大，需先在食管、胃内切割后再取或让其自行排出。

4. 吻合口残留缝线可长期存在不腐败，刺激胃黏膜形成溃疡及出血，拆线时用内镜专用剪刀沿黏膜面剪掉残余缝线，残端任其退缩至黏膜下即可，切勿强行拉扯，防止肌层撕裂伤。

5. 食管胃内多个、长形尖锐、多形、带钩异物给治疗带来困难，可先上口咽食管套管。然后反复多次进镜取异物达到一次性取出多个异物的效果，避免反复插镜造成咽喉部水肿或撕裂；还可延长异物与内镜先端部距离，避免异物损伤镜面。

6. 已有嵌顿的异物，评估是否能取出：首先排除穿透伤及大的动脉，其次排除急性穿孔，方可轻微操作，仔细观察试取。

7. 有出血、穿孔等并发症时，及时协助止血、缝合穿孔、放置支架等处理。

8. 取异物相对一般胃镜检查时间更长，对于清醒患者更为不适，整个过程护士应做好人文关怀。

9. 操作过程中严密观察患者生命体征，保持呼吸道通畅，预防窒息。

三、操作后护理

1. 内镜及附件处置：内镜预处理后按照常规进行清洗消毒。一次性附件按照医疗垃圾处理，复用附件按内镜复用附件清洗消毒流程处理。

2. 收费与整理：按规定进行收费，检查间的收拾整理同胃镜检查。

3. 患者护理：做好镇静患者、麻醉患者的复苏护理；给予患者针对性的健康宣教（饮食、活动等）。所取的若为贵重或特殊物品应妥善清洗保管，并交还患者及其家属。

编写者：杨群 文清德

第六节 内镜下氩气治疗术（APC）

【概述】

内镜下氩气治疗术（APC）是借助氩离子束的电传导将高频电能量传递至目标组织的一种止血方法，是对高频电凝固技术的改良。对目标组织进行非电极接触式治疗，可避免导管头粘连及凝固治疗后结痂，可在短时间内有效制止大面积出血，呈连续性凝固，可避免过度电凝。氩气为保护性惰性气体，无毒无害；无碳化现象，利于伤口愈合；无汽化现象，能降低消化道穿孔风险；烟雾较少，可保持较清晰的治疗视野。

【护理常规】

一、操作前护理

1. 用物准备。

（1）常规用物：口垫、灭菌注射用水、祛泡剂、75% 酒精方纱、30ml 注射器、餐巾纸、床侧预处理用品等。

（2）氩气治疗用物：氩气管（备用状态）、具有 APC 功能的电切机、同型号的氩气刀软管、电极贴、氩气。

2. 仪器准备：治疗内镜、主机及光源、电脑工作站、监护仪、吸氧装置、双负压装置及急救物品处于备用状态。

3. 患者准备。

（1）核对患者基本信息、检查目的及要求。

（2）询问空腹时间，需禁食6～8小时。

（3）评估患者心肺功能、过敏史等，排除禁忌证，查看既往内镜报告，了解病灶部位、大小及形态，确认签署知情同意书，解释检查目的和大致过程，并交代术中注意事项，解除患者焦虑和恐惧心理以取得配合。

（4）留置静脉通道，已做钡餐检查者须待钡剂排空；幽门梗阻患者应禁食2～3天，下消化道手术者需做肠道准备。

二、操作中护理

1.患者口服祛泡剂、戴口垫（肠镜患者需更换检查裤）、摆好体位（常规左侧卧位）、连接心电监护（必要时吸氧）、再次解释检查目的和大致过程、解除患者焦虑和恐惧心理。

2.体外预实验。

（1）将电极贴贴于肌肉丰富处，直到指示灯变绿。

（2）连接电源，打开电切机，并调节至APC模式，设置氩气流量1～4L/分钟。

（3）连接氩气刀软管，打开氩气瓶阀门，按压预冲键，排尽氩气刀软管内的气体。

（4）将氩气软管对准酒精纱块或止血钳，脚踩蓝色踏板开关，每次1～3秒，氩气刀软管前端产生短暂的蓝色火花同时有少量无味烟雾，确认处于备用状态。

3.术中配合。

（1）将备用状态的氩气刀软管递给医生，内镜下见软管黑色圈即可使用。

（2）内镜下充分暴露病灶后调整最佳角度，建议刀头与组织应保持30°～60°的角度，医生脚踩蓝色踏板，对病灶进行氩气治疗，每次喷发时间持续1～3秒，喷头与组织的最佳距离为0.5cm，治疗部位表面泛白、泛黄甚至发黑；缓慢匀速移动，调整治疗部位，直至达到治疗目的。

（3）术中及时清理刀头和管腔内的黏连物，以免刀头堵塞影响功能。

（4）操作过程中，严密监测生命体征，保持呼吸道通畅，防窒息，必要时吸痰。

三、操作后护理

1.术后转复苏室吸氧及进行心电监护并详细交班。

2.询问患者有无胃肠道的不适（胃痛、腹胀、腹痛等）。

3.告知患者氩气治疗的注意事项，指导患者术后注意休息、进食流质，暂时禁食蔬菜水果，避免剧烈运动3天，进行健康宣教。

4. 如有出现严重腹痛、腹胀、出血要及时就诊，定期复查。

5. 内镜及附件按照《医疗器械临床使用管理办法（国家卫生健康委员会令第8 号）》、WS 507-2016《软式内镜清洗消毒技术规范》进行再处理。

6. 整理、记录、收费。

编写者：蒋雪丽　邓秀梅

第七节　经皮胃镜下胃造瘘术（PEG）

【概述】

经皮胃镜下胃造瘘术（Percutaneous endoscopic gastrostomy，PEG）是指将管道经腹壁放入胃腔，固定于腹壁，通过腹壁外管道输入营养液至胃腔、肠腔内，保证人体营养。

【护理常规】

一、操作前护理

1. 护士准备：穿戴标准防护用品，服装、鞋帽整洁。

2. 用物准备。

（1）常规用物：口垫、灭菌注射用水、祛泡剂、30ml 注射器、75% 酒精方纱、无菌圆碗、餐巾纸、床旁预处理用物等。

（2）专科用物：胃造瘘套装、无菌手套、安尔碘、棉签、10ml 注射器、利多卡因 1 支。

3. 患者准备：核对患者基本信息及诊疗项目，询问空腹时间，需要禁食 6 ~ 8 小时，评估患者心肺功能，询问过敏史等，排除禁忌证，查看凝血功能及相关报告，确认签署知情同意书，解释检查目的和大致过程，并交代术中注意事项，解除患者焦虑和恐惧心理以取得配合。

4. 提前 10 分钟遵医嘱给患者含服咽部局麻药。

5. 患者为左侧卧位，戴口垫并垫好口水巾，麻醉、镇静患者给予吸氧、生命体征监测。

二、操作中护理

1.胃镜常规检查后，协助患者由左侧卧位转为仰卧位。

2.关闭检查室的灯，方便寻找光源。

3.内镜直视下开启内镜强光功能，借腹壁上投映的内镜光点协助内镜医生找到腹壁穿刺点。

4.用记号笔在穿刺点做好标记。

5.按无菌技术协助医生进行上腹部皮肤消毒、铺巾及进行局部麻醉。

6.传递手术刀，套管针穿刺，医生在腹壁标记点切开皮肤0.5cm，垂直插入穿刺针。

7.当刺入胃壁后拔出针芯，递上环形导丝沿套管送入胃腔。

8.协助内镜医生在胃镜直视下用圈套器将导丝拉紧，连同胃镜一并退出，将造瘘管尾端的钢丝圈与环行导丝连接套牢，将腹壁的环形导丝轻轻垂直提拉使造瘘管穿过胃腔至体外。

9.协助医生固定造瘘管，剪除造瘘管尾端，安装卡扣，连接Y型接口。

10.协助医生用无菌纱布覆盖伤口，并妥善固定。

三、操作后护理

1.饮食护理：术后可12～24小时经造口给予要素饮食。原则：先全流质后半流质。

2.术后第一天予半卧位，以防胃液渗入腹腔，同时予输液，提供营养支持，辅以抗生素及止血药。

3.PEG管的护理：固定妥善，严防脱落、移位，每天灌注食物，应注意观察造瘘情况。当管脱意外脱落，切勿惊慌，安顿好患者，收好PEG管，并立即报告医生协助处理。若管道堵塞，用50ml注射器抽取盐水灌注通道，试通过程中要观察患者的反应，询问患者有无腹痛、腹胀，动作要轻柔。如PEG管周围发生漏液，应及时报告医生，及时处理。

4.内镜及附件处理同胃镜检查。

编写者：邓秀梅　刘海娴
修订者：蓝文通　文清德

第八节　内镜下胃碎石术

【概述】

胃石（Gastricbezoar）是指进食某种物质后不能消化排空，积聚在胃内逐渐形成的固体性结块，既不能被消化，也不易通过幽门。在我国以食用柿子、山楂、黑枣等形成植物性胃石较为多见。内镜下胃碎石术是胃石症患者最好的治疗方案，即胃镜下对胃石进行切割粉碎，以利于其排出。

【护理常规】

一、操作前护理

1.患者术前禁食、禁水 6 ~ 8 小时。

2.做好患者术前评估，排除禁忌证，评估患者心肺功能、药物过敏史及相关X线片报告，了解结石部位、大小、形态等。

3.核对患者信息，确认医生已进行术前谈话告知、患者及家属均已签署知情同意书。

4.用物准备：一般用物准备同胃镜检查；专科用物准备，如胃碎石器及加压手柄、碎石圈套内芯（不同型号大小）网兜，亦可准备碎石网篮等。

5.术前 10 分钟给患者口服咽部局麻药、祛泡剂（麻醉检查者除外）。

6.协助患者取左侧卧位，解开衣领和裤带，取出活动义齿。给患者戴口垫，并垫以一次性防渗漏垫巾，打结成围兜状，以承接口腔流出的唾液或呕吐物。

7.镇静或麻醉患者给予吸氧、生命体征监测。

8.正确安装内镜，调试内镜角度、注气注水、图像等功能在备用状态。

二、操作中护理

1.协助医生进镜、吸尽胃腔内的液体，充分暴露结石。

2.评估结石的大小、形态及位置，观察有无伴发溃疡及出血。

3.根据结石的大小和形态选择适当大小的碎石圈套内芯。

4.将碎石圈套内芯的钢丝插入胃碎石器鞘管至加压手柄内并锁紧，将胃碎石器的鞘管与加压手柄连接并锁紧。

5. 旋转加压手柄，打开和收紧碎石圈套器，确保碎石装置安装稳固并可正常使用。

6. 收好碎石圈套器，医生将其经内镜活检通道送入胃腔，确认好圈套部位后（一般是胃石中间腰部），匀速打开碎石圈套器，套取胃石，收紧胃碎石器，逆时针旋转加压手柄，开始碎石，直至胃石被完全切割开，继续重复此流程，直至胃石被切割成较小的块状，至少小于 2cm，以利于排出，避免肠梗阻的发生，必要时用网兜将切割后的胃石块分次取出。

7. 碎石圈套内芯套取一次后容易变形，必要时须退出体外，更换新的碎石圈套内芯后再继续进入套取并碎石。

8. 操作过程中，严密观察患者病情，如有异常情况应及时处置。

三、操作后护理

1. 内镜及附件按照《医疗器械临床使用管理办法（国家卫生健康委员会令第8号）》、WS 507-2016《软式内镜清洗消毒技术规范》进行再处理。

2. 收费与整理：按规定进行收费，检查间的收拾整理同胃镜检查。

3. 患者护理：做好镇静患者、麻醉患者的复苏护理；给予患者针对性的健康宣教（饮食、活动、病情观察、复诊时间等）。

编写者：杨群　文清德

第九节　非静脉曲张性上消化道出血内镜下治疗

【概述】

非静脉曲张性上消化道出血（ Nonva riceal upper gastrointestinal bleeding, NVUGIB）指屈氏韧带以上消化道非静脉曲张性疾病引起的出血，也包括胰管或胆管的出血和胃空肠吻合术后吻合口附近疾病引起的出血。多数为上消化道病变所致，包括消化性溃疡、上消化道恶性肿瘤、应激性溃疡、急慢性上消化道黏膜炎症、贲门撕裂、内镜黏膜切除术（EMR）后出血、内镜黏膜下剥离术（ESD）后出血、内镜下全层切除术（EFR）后出血、血管畸形等以及其他一些少见的原因，以消化性溃疡最常见。临床表现多有呕血、黑便等，病情严重时可出现心率加快和血压下降，甚至失血性休克，危及生命。内镜下止血治疗为首选方法，常用的有局部药物喷洒止血、局部注射止血、热凝固止血和止血夹止血等方法。

【护理常规】

一、操作前护理

1. 物品准备：一般用物同胃镜检查，专科用物包括止血药物（去甲肾上腺素、肾上腺素、止血粉、止血酶等）、止血配件（透明帽、注射针、止血钛夹、尼龙绳、止血钳、氩气管等）、高频电装置（带氩气模块）、治疗内镜、附送水装置（注水泵、注水管、灭菌用水等），监护及急救设备（心电监护、氧气、负压吸引、呼吸球囊及除颤仪等）处于备用状态。

2. 患者准备：术前常规禁食、禁水 6 ~ 8 小时；建立静脉通道并保持通畅；有休克症状者，须改善循环，输血、输液，循环稳定后才能行内镜下治疗。

3. 评估患者病情，包括主诉、病史、治疗经过、内镜及相关检查结果。

4. 向患者和家属讲解治疗目的、方法、并发症及风险和术中配合要点，并确认患者和家属已签署知情同意书。

5. 检查前 10 分钟遵医嘱予含服 1% 的丁卡因麻醉胶浆行咽部局麻。

6. 予患者心电监护，必要时吸氧，摆放合适体位，贴电极板，取出活动义齿，给患者戴口垫，并垫以一次性防渗漏垫巾。

7. 正确安装内镜，调试内镜角度、注气注水、图像等功能在备用状态。

二、操作中护理

1. 密切观察患者病情变化，如生命体征、面色、意识状况等。

2. 协助医生进镜寻找到出血病灶，吸尽病灶周围液体，充分暴露出血点。

3. 指导患者缓慢深呼吸，如有唾液等可顺着嘴角自然流出，勿吞咽，做好人文关怀。如出现出冷汗、血压不升、上腹部剧烈疼痛、板状腹、胸闷、气短、呼吸困难等情况应考虑可能发生并发症，需及时报告医生并配合处理。

4. 局部药物喷洒止血：止血粉止血时，正确连接气泵、气管和止血粉，及时对准病灶精准喷洒治疗；去甲肾上腺素盐水止血时，注意喷洒后避免吸引，应使药液充分浸泡病灶止血。

5. 局部注射药物止血：找到出血源，配合医生掌握好注射的部位和深度，注射止血药物前，应先在注射针内排气，注射时需保持针头与黏膜呈 15° ~ 30°，控制内镜注射点的数目，以确保注射剂能够聚集在病灶黏膜下，推药速度均匀，可边注射边报数，且每个注射点注射量不宜过大，见局部发白即可，注射针在内镜活检通道中进或退时必须处于收针状态。

6. 氩气刀电凝止血：电凝功率调节为 40 ~ 70W，流量为 1 ~ 4L/ 分钟，氩气管接氩气并先在体外进行预试验，测试正常才可使用，对准病灶后，氩气喷头伸出距离病灶组织 0.5cm 左右，每次电凝喷发时间持续 1 ~ 3 秒。及时清理喷头上的黏连物。

7. 止血夹止血：注意先闭合好夹子再送入活检通道，防止损伤镜子；将夹子转到合适的角度，及时收放夹子，止血夹联合尼龙绳荷包缝合止血时，注意控制尼龙绳出圈大小，避免脱落。

三、操作后护理

1. 内镜及附件按照《医疗器械临床使用管理办法（国家卫生健康委员会令第 8 号）》、WS 507-2016《软式内镜清洗消毒技术规范》进行再处理。

2. 收费与整理：按规定进行收费，检查间的收拾整理同胃镜检查。如有抢救及时补充抢救记录及急救物品并做好交接班。

3. 患者护理：整理床单位，严密观察患者生命体征、意识、尿量的变化，持续心电监护，平稳后由管床医生陪同转还回病房。给予患者针对性的健康宣教（饮食、活动、病情观察等）。

编写者：杨群　文清德

第十节　静脉曲张性上消化道出血内镜下治疗

一、经胃镜食管静脉曲张套扎术

【概述】

经胃镜食管静脉曲张套扎术（Endoscopic variceal ligature，EVL）是胃镜下用橡皮环结扎曲张静脉基底部，使其形成血栓从而缺血、坏死，最终脱落，并使黏膜局部形成浅表溃疡，逐渐被纤维瘢痕组织取代，最终使曲张静脉消失的一种简单且有效的治疗方法。

【护理常规】

（一）操作前护理

1. 物品准备：圆碗、弯盆、75% 酒精纱布、套扎器、口圈、一次性手套、光源主机、治疗胃镜（附件通道直径为 3.2mm）、吸氧装置、负压吸引装置、附送水装置（注水泵、注水管、灭菌用水等）、心电监护仪、表面麻醉剂、内镜预处理用物，另其他止血、急救用物，如硬化剂、组织胶、钛夹、三腔二囊管、呼吸囊、除颤仪、抢救车等在备用状态。

2. 患者准备：术前常规禁食、禁水 6 ~ 8 小时；建立 2 条静脉通道并保持通畅；有休克症状者，需改善循环，输血、输液，循环稳定才能行内镜下治疗。

3. 核对患者基本信息、检查目的及要求，查看患者内镜及相关检查报告，了解现病史、既往史、适应证、过敏史、禁忌证，了解生命体征、Hb 值，排空大、小便。

4. 确认医生已进行术前谈话告知、患者及家属均已签署知情同意书，向患者解释说明检查的目的及大致过程，交代术中注意事项，做好患者及家属的解释工作，消除紧张情绪。

5. 检查前 10 分钟，遵医嘱口服咽部局麻药。

6. 协助患者取左侧卧位，解开衣领和裤带，取出活动义齿，予心电监护，必要时吸氧，给患者戴口垫，并垫以一次性防渗漏垫巾。

7. 正确安装内镜，调试内镜角度、注气注水、图像等功能在备用状态。

（二）操作中护理

1. 正确安装套扎器：胃镜前端涂适量润滑油，先安装手柄，再用牵引线将套扎线从胃镜配件通道引出并固定于手柄上，调节牵引线在 11 点钟方向后将套扎器紧密安装在内镜先端部。

2. 套扎器上涂少量润滑油后，协助医师进镜，使用附送水装置冲洗食管腔，暴露曲张静脉。

3. 协助医生进行曲张静脉套扎操作：确定要套扎的靶静脉后，持续吸引抽吸部分曲张静脉进入套扎器，视野一片红后旋转手柄套扎静脉。

4. 确保有效的两条负压吸引：一条接胃镜，一条及时吸引患者口腔呕吐物。

5. 操作过程中，严密观察患者生命体征、意识变化及套扎效果，如有异常情况，应及时处置。

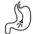
消化内镜专科护理常规及操作规程

6.防坠床。

（三）操作后护理

1.协助患者取舒适体位卧床休息，清洁口腔周围的黏液，告知不要反复用力咳嗽，以免损伤咽喉黏膜。

2.检查后休息30分钟，向患者解释结扎后均有不同程度的吞咽不适、哽噎感。

3.严密观察患者的生命体征、血氧饱和度，注意观察患者的意识变化，根据其病情程度，遵医嘱给予车床安全转运回病房，必要时管床医生陪同。

4.指导患者6小时后可进温凉流质饮食，而后逐渐增加饮食中的固体成分，2周内达到可进软食。

5.内镜及附件按照《医疗器械临床使用管理办法（国家卫生健康委员会令第8号）》、WS 507-2016《软式内镜清洗消毒技术规范》进行再处理。

6.收费与整理：按规定进行收费，检查间的收拾整理同胃镜检查。如有抢救及时补充抢救记录及急救物品并做好交接班。

修订者：杨宝娜　蒋雪丽

二、经胃镜食管胃底静脉曲张硬化剂治疗术

【概述】

经胃镜食管胃底静脉曲张硬化剂治疗术（Endoscopic variceal sclerotherapy，EVS）是通过注射硬化剂使局部黏膜和曲张静脉壁发生化学性炎症的治疗方法注射入血管内可损伤静脉血管内皮，促进曲张静脉内血栓形成、阻塞血管，血栓被肉芽组织取代、机化，使血管闭塞从而起到止血和预防出血的作用。黏膜下血管旁注射可使曲张静脉周围黏膜发生凝固性坏死和纤维化，压迫曲张静脉达到止血目的。

【护理常规】

（一）操作前护理

1.物品准备：圆碗、弯盆、75%酒精纱布、口垫、一次性手套、光源主机、治疗胃镜（附件通道直径为3.2mm）、吸氧装置、负压吸引装置、附送水装置（注水泵、注水管、灭菌用水等）、心电监护仪、表面麻醉剂、聚桂醇、21G注射针，

内镜预处理用物，另其他止血、急救用物，如套扎器、组织胶、钛夹、三腔二囊管、呼吸囊、除颤仪、抢救车等在备用状态。

2. 患者准备：术前常规禁食、禁水 6 ~ 8 小时；建立 2 条静脉通道并保持通畅；有休克症状者，需改善循环，输血、输液，循环稳定后才能行内镜下治疗。

3. 核对患者基本信息、检查目的及要求，查看患者内镜及相关检查报告，了解现病史、既往史、适应证、过敏史、禁忌证，了解生命体征、Hb 值，排空大、小便。

4. 确认医生已进行术前谈话告知、患者及家属均已签署知情同意书，向患者解释说明检查的目的及大致过程，交代术中注意事项，做好患者及家属的解释工作，消除紧张情绪。

5. 检查前 10 分钟，遵医嘱口服咽部局麻药。

6. 协助患者取左侧卧位，解开衣领和裤带，取出活动义齿，予心电监护，必要时吸氧，给患者戴口垫，并垫以一次性防渗漏垫巾。

7. 正确安装内镜，调试内镜角度、注气注水、图像等功能在备用状态。

（二）操作中护理

1. 协助医生进镜，尽量吸尽胃腔内的液体，充分了解及评估食管及胃底静脉曲张及出血情况。

2. 遵医嘱选择内镜注射针进行静脉硬化治疗，使用前检查内镜注射针的完好性及灵活性，确保内镜注射针伸缩自如，针头长度适宜，并将注射针管腔充满硬化剂，将收针状态的注射针递交给医师。

3. 注射时当注射针对准部位后遵医嘱出针，针头刺入血管后推药。边推药边观察静脉情况，推药结束停顿片刻使药液发挥作用。遵医嘱边注射边报告剂量，与医生保持有效沟通。

4. 操作过程中，严密观察患者的生命体征、意识变化及注射效果，如有异常情况，应及时处置。

（三）操作后护理

1. 协助患者取舒适体位，清洁口腔周围的黏液。

2. 检查后休息 30 分钟，向患者解释有可能出现短暂的咽痛。

3. 要告知患者不要反复用力咳嗽，以免损伤咽喉黏膜。

4. 禁食、补液 1 天，此后进温流质饮食 2 天，1 周内半流质饮食，逐渐在 8 ~ 10 天过渡到软食。

5. 术后卧床休息 1 ~ 2 天，然后可起床进行轻微的活动，原则上还是多卧床少活动，更忌做下蹲、屈身弯腰等较大的活动。

6. 严密观察患者的生命体征、血氧饱和度。注意观察患者的意识变化，注意有无出血和腹部体征。根据其病情程度，遵医嘱给予车床或者轮椅安全转运回病房，必要时管床医生陪同。

7. 内镜处置按照床侧预处理流程。

8. 内镜及附件按照《医疗器械临床使用管理办法（国家卫生健康委员会令第8号）》、WS 507-2016《软式内镜清洗消毒技术规范》进行再处理。

9. 收费与整理：按规定进行收费，检查间的收拾整理同胃镜检查。如有抢救及时补充抢救记录及急救物品并做好交接班。

修订者：杨宝娜　蒋雪丽

三、经胃镜食管胃底静脉曲张组织黏合剂治疗术

【概述】

经胃镜食管胃底静脉曲张组织黏合剂治疗术是经内镜用药物方法治疗食管胃底静脉曲张的方法。大部分属于急诊手术，用于治疗食管胃底静脉曲张出血。组织黏合剂是一种快速固化的水溶性制剂，静脉注射后与血液接触能在几秒内发生聚合反应、硬化，迅速堵住出血的食管静脉或胃底曲张静脉。

【护理常规】

（一）操作前护理

1. 物品准备：圆碗、弯盆、75% 酒精纱布、聚桂醇、组织黏合剂、盐水、21G 内镜注射针数条（23G、25G 也可，一般选 21G）、5ml 和 10ml 注射器数支、一次性手套、治疗胃镜（附件通道直径为 3.2mm）、附送水装置（注水泵、注水管、灭菌用水等）、内镜下配合止血的设备等，光源主机、表面麻醉剂、内镜预处理用物，另其他止血急救用物如钛夹、三腔二囊管、呼吸囊、除颤仪、抢救车等在备用状态。

2. 患者准备：术前常规禁食、禁水 6 ~ 8 小时；建立 2 条静脉通道并保持通畅；有休克症状者，须改善循环，输血、输液，循环稳定后才能行内镜下治疗。

3. 核对患者基本信息、检查目的及要求，查看患者内镜及相关检查报告，了解现病史、既往史、适应证、过敏史、禁忌证，了解生命体征、Hb 值，排空大、小便。

4. 确认医生已进行术前谈话告知、患者及家属均已签署知情同意书，向患者解释说明检查的目的及大致过程，交代术中注意事项，做好患者及家属的解释工作，消除紧张情绪。

5. 检查前 10 分钟，遵医嘱口服咽部局麻药。

6. 协助患者取左侧卧位，解开衣领和裤带，取出活动义齿，予心电监护，必要时吸氧，给患者戴口垫，并垫以一次性防渗漏垫巾。

7. 正确安装内镜，调试内镜角度、注气注水、图像等功能在备用状态。

（二）操作中护理

1. 协助医生进镜，尽量吸尽胃腔内的液体，充分了解及评估食管及胃底静脉曲张及出血情况。于曲张静脉的隆起最高点准确地进行静脉内注射组织黏合剂是治疗的关键。

2. 组织黏合剂在正常空气环境下瞬间凝固，当被推入内镜注射针时很快固化堵住管腔，无法注射到曲张的静脉内。因此，注射动作必须极其迅速，最好有两位护士默契配合，一位负责抽药，一位负责推药。

3. 遵医嘱选择内镜注射针进行组织静脉治疗；用硬化剂（聚桂醇）或盐水充满注射针后，在收针状态下递交给医生。

4. 注射时当注射针对准注射部位后遵医嘱出针，针头刺入血管后推药，边推药边观察静脉情况。按"三明治"法，盐水—组织黏合剂—盐水，或聚桂醇—组织黏合剂—聚桂醇等方式（按医生要求），分别推注，推注组织黏合剂时应快速强力推药，推注第三针药液时应迅速。遵医嘱边注射边报告剂量，与医生保持有效沟通，注射完毕收针。

5. 操作过程中，严密观察患者生命体征、意识变化及注射效果，如有异常情况，应及时处置。

（三）操作后护理

1. 同经胃镜食管胃底静脉曲张硬化剂治疗术。

2. 治疗后患者可感到胸骨后疼痛、恶心，并伴有呕吐、发热、白细胞计数升高等，少数有进食不适、吞咽困难，一般 2 ~ 3 天后疼痛即可消失。

修订者：杨宝娜　蒋雪丽

第十一节　超声内镜下介入治疗

一、超声内镜引导下细针穿刺吸引活检术

【概述】

超声内镜引导下细针穿刺吸引活检术（EUS-FNA）是指在超声内镜实时引导下，使用专用穿刺针对消化道及其周围病灶进行穿刺抽吸以获取组织细胞学诊断的一种技术。EUS-FNA具有穿刺距离短、分辨率高、安全性高、并发症低等不可比拟的优点，近年来该技术迅猛发展，已经被广泛用于临床疾病的诊断，尤其是对胰腺疾病的诊断，该技术已成为对各种良恶性疾病进行诊断鉴别及分期的一种成熟的微创性技术。

【护理常规】

（一）操作前护理

1. 护士准备：穿戴标准防护用品，服装、鞋帽整洁。

2. 患者检查前准备：核对患者基本信息及诊疗项目并查看凝血功能及相关报告，询问空腹时间，需要禁食6～8小时。评估患者心肺功能、过敏史等，排除禁忌证，确认签署知情同意书，解释检查目的和大致过程，并交代术中注意事项，解除患者焦虑和恐惧心理以取得配合。

3. 常规用物准备：口垫、灭菌注射用水、祛泡剂、75%酒精方纱、10ml及30ml注射器、餐巾纸、过滤纸、床侧预处理用品等。

4. 超声用物及附件准备：多普勒超声内镜主机、纵轴穿刺镜、无菌单、液基细胞瓶、标本瓶、玻片、超声水囊、19～25G超声穿刺针。

5. 急救用品准备：心电监护仪、双负压吸引装置、吸痰管、急救药品。

6. 仪器设备准备：安装超声穿刺镜及超声穿刺水囊，检查水囊有无破损，往水囊注水，吸尽水囊内的空气，处于完好状态。内镜测试：将超声内镜连接光源主机，打开内镜、超声主机，测试超声、内镜图像、注水注气、吸引功能是否正常。

（二）操作中护理

1.医生超声内镜下选病灶，抽10ml生理盐水备用，选择合适的超声穿刺针，检查穿刺针针尖有无倒钩，穿刺针各锁关节归"0"位。

2.取下活检阀门，将穿刺针抛物线式递给医生，固定，将针芯拔出0.5cm。

3.当医生将穿刺针刺入病灶后，将针芯向前推出穿刺针内的组织，左手握一块酒精纱布，右手慢慢地将针芯拔出，让针芯自然弯曲成直径约10cm圈打圈拔出，接负压的注射器（5ml或10ml），进行反复穿刺病变部位。

4.穿刺结束后，关闭负压，退回针芯于鞘内，锁紧。用酒精纱布置于活检阀门处包裹穿刺针外鞘，防止黏液飞溅。

5.用穿刺针的内芯将组织推至液基细胞瓶内，用2~3ml生理盐水将剩余的细胞组织推送到液基细胞瓶内，再用30ml注射器注入空气，将穿刺针内残留的生理盐水排出。把挑选组织条置入病理活检瓶送检。

6.检查过程中安抚患者，嘱咐其调整呼吸、积极配合检查，密切观察生命体征的变化，必要时吸痰，防误吸，操作中注意避免针刺伤。

（三）操作后护理

1.术后密切观察患者的神志、脉搏、呼吸、血压的变化；有无恶心、呕吐、腹痛、腹胀及压痛、反跳痛等症状体征，及时发现出血和穿孔征象。

2.卧床休息24小时，禁食8~12小时，无不适以进食少量清淡流质食物开始，逐渐增量。

3.给予患者针对性的健康宣教。

4.内镜及附件按照《医疗器械临床使用管理办法（国家卫生健康委员会令第8号）》、WS 507-2016《软式内镜清洗消毒技术规范》进行再处理。

5.收费、整理：ERCP配件为高值耗材，按照医院高值耗材管理制度，对耗材进行使用、销毁登记管理。

编写者：邓秀梅 刘海娴
修订者：蓝文通 文清德

二、超声内镜引导下胰腺假性囊肿穿刺引流术

【概述】

超声内镜引导下胰腺假性囊肿穿刺引流术是治疗胰腺假性囊肿较为理想的非手术治疗方法之一。在超声内镜引导下，可以选择最佳的部位对胰腺假性囊肿进行穿刺，并在消化道和假性囊肿之间放置引流支架或导管，这种方法不仅疗效显著，而且创伤小，并发症少。

【护理常规】

（一）操作前护理

1. 常规用物准备：圆碗、75% 酒精纱布、注射器、口垫、一次性手套、咽部局麻药、吸氧及心电监护仪、负压吸引装置等，另各种急救药物及设备在备用状态。

2. 专科用物准备：超声穿刺镜、超声穿刺水囊、超声穿刺针（19G）、软导丝、针状切开刀、囊肿烧灼刀、高频电刀、扩张探条、扩张球囊、扩张泵、7 ~ 10F 双猪尾支架、支架推送器、造影剂、铅衣及透视设备等。

3. 做好设备调试：将超声穿刺内镜连接光源主机，测试超声及内镜图像，测试注水、注气、负压吸引功能是否正常，超声穿刺内镜安装水囊，往水囊注水，吸尽水囊内的空气，检查水囊有无破损，调好高频电装置参数。

4. 核对患者基本信息、检查目的及要求，查看患者内镜及相关检查报告，了解假性囊肿部位、大小、形态等。

5. 评估患者心肺功能、过敏史、出凝血情况等，排除禁忌证，签署知情同意书，解释检查目的和大致过程，并交代检查中的注意事项，解除患者焦虑和恐惧心理以取得配合。

6. 协助患者取左侧卧位，解开衣领和裤带，取出活动义齿，贴负极板。给患者戴扣垫，并垫以一次性防渗漏垫巾，打结成围兜状，以承接口腔流出的唾液或分泌物。

7. 在明确患者无药物过敏的前提下，检查前 10 分钟给患者含服咽部局麻药和祛泡剂。

8. 检查前 3 ~ 5 分钟遵医嘱静脉注射咪唑安定（0.05 mg/kg），首剂不超过 3mg，达到镇静效果后才可开始进镜。

9. 麻醉检查者提前建立留置针静脉通道并接补液，摆好体位后予吸氧、心电

监护，由麻醉医生静脉注射麻醉药物。

10. 所有入室人员均需要穿好铅衣、铅裙、铅围脖等防护设备，佩戴个人放射剂量章（包括内章和外章），戴帽子、无菌手套。

（二）操作中护理

1. 在插镜过程中密切观察患者的呼吸、面色等情况，同时不断向患者做简单解释，指导其深呼吸，不能吞下口水，让其自然流出，有垫巾承接。

2. 检查中，观察患者口垫有无脱落，避免咬坏镜子。同时，如遇胃内黏液多等而影响视野清晰度时，用 30ml 注射器吸祛泡剂经活检通道注水冲洗。

3. 配合医师进行引流术。

（1）超声穿刺内镜观察胰腺囊肿位置、大小、厚度等基本情况。

（2）穿刺针避开血管，在囊肿与胃壁距离≤ 1cm 的部位进行穿刺。

（3）负压注射器抽取适量囊液后置入导丝，使导丝在囊肿内盘旋 2 ~ 3 圈。

（4）拔出穿刺针留置导丝于囊肿内。

（5）沿导丝置入囊肿切开刀烧灼囊肿入口或继续烧灼形成囊肿窦道。

（6）必要时用探条、扩张气囊扩张囊肿窦道。

（7）窦道建立后，根据情况选择合适的支架沿着导丝置入囊腔，可选择双猪尾支架、塑料支架、金属支架、双蘑菇头支架、鼻胆管等进行引流。

4. 镇静或麻醉检查者，保持静脉通道通畅，尤其注意观察患者呼吸、血氧饱和度以及心率的变化，避免误吸，避免发生低氧血症等情况，出现异常时及时运用呼吸囊等急救设备进行急救。

5. 上好床栏，防坠床。

6. 检查中做好保暖。

（三）操作后护理

1. 协助患者清洁口腔周围的黏液。

2. 镇静或麻醉患者检查后休息 20 ~ 30 分钟，生命体征平稳后才能用车床转运回病区。

3. 监测患者生命体征，做好病情观察，如出现突发或持续性的腹胀、腹痛、腰背部剧烈疼痛等症状，应及时通知医护人员评估和处理，预防并发症。

4. 指导患者按医嘱饮食，术后 6 小时内禁食禁水，期间使用胃肠外营养，每日输注量合理，之后如无不适以进少量清淡流质饮食开始，逐渐增量。

5. 内镜及附件按照《医疗器械临床使用管理办法（国家卫生健康委员会令第

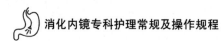

8 号）》、WS 507-2016《软式内镜清洗消毒技术规范》进行再处理。

6. 收费、整理：ERCP 配件为高值耗材，按照医院高值耗材管理制度，对耗材进行使用、销毁登记管理。

编写者：邓秀梅　曾讯

第三章　消化内镜微创手术护理常规

第一节　内镜下黏膜切除术（EMR）

【概述】

内镜下黏膜切除术（Endoscopic mucosal resection， EMR）是指将黏膜下注射液注射于病灶的黏膜下层内，形成液体垫后再用圈套器电切除病灶的技术，目前主要用于切除小于 2cm 的黏膜内癌、息肉、腺瘤等。

【护理常规】

一、操作前护理

1. 患者术前常规禁食、禁水 8 小时，下消化道手术者做好肠道准备。

2. 开通快速补液通道，保证补液顺畅。

3. 评估患者病情，了解主诉、现病史、既往史、治疗经过、内镜及相关检查结果，评估患者 7 天内是否服用抗凝血药物（阿司匹林、波立维、华法林等）。

4. 确认患者已签署知情同意书，知晓相关医疗风险。

5. 评估患者心理状况，告知手术相关知识，做好心理护理，以取得配合。

6. 上消化道手术者且局麻者，术前 10 分钟含服咽部局麻药。

7. 常规物品准备同胃镜检查，专科手术用物准备包括治疗内镜、自动冲水装置、高频电装置、透明帽、圈套器、内镜注射针、止血钛夹、黏膜下注射液等所有设备经调试功能正常。

8. 监护及急救设备：心电监护、负压吸引装置、呼吸球囊及除颤仪等急救器械在备用状态。

9. 护士个人准备：标准防护及手卫生。

二、操作中护理

1. 给予患者吸氧、心电监护，摆放合适体位，贴电极板，给上消化道手术者戴口垫。

2. 局麻者，遵医嘱给予静脉推注局麻药；全麻者，协助麻醉医师实施全麻。

3. 完成内镜下黏膜切除术（EMR）护理配合操作：黏膜下注射—圈套电切—缝合。

4. 术中严密观察患者生命体征，保持呼吸道通畅，保持静脉通路通畅，观察是否有穿孔征象（皮下气肿、腹胀等），出现异常情况及时处理。

三、操作后护理

1. 监测患者生命体征，做好病情观察，尤其注意患者腹痛、腹胀主诉和皮下气肿、出血、穿孔等体征，预防并发症。

2. 做好饮食和健康指导。

3. 内镜及附件按照《医疗器械临床使用管理办法（国家卫生健康委员会令第8号）》、WS 507-2016《软式内镜清洗消毒技术规范》进行再处理。

4. 做好术后 EMR 标本的固定及送检。

5. 整理、记录、收费。

编写者：文清德　邓秀梅

第二节　内镜下黏膜剥离术（ESD）

【概述】

内镜下黏膜剥离术（Endoscopic submucosal dissection，ESD）为一项由 EMR 发展而来的先进的内镜下治疗技术，是 20 世纪 90 年代由日本学者首先提出并实施的，主要用于治疗食管、胃、结肠等消化道早癌，我国临床开展 ESD 已超过 10 年，技术越来越成熟，目前应用该技术亦能对消化道黏膜下良性肿瘤进行治疗。

【护理常规】

一、操作前护理

1. 完善患者术前检查，如血常规、生化、出凝血、血型、心电图、胃肠镜等。

2. 患者术前常规禁食、禁水 8 小时，下消化道手术者做好肠道准备。

3. 开通快速补液通道，接 3 ~ 4 个三通接头。

4. 评估患者病情，了解主诉、现病史、既往史、治疗经过、内镜及相关检查结果，评估患者 7 天内是否服用抗凝血药物（阿司匹林、波立维、华法林等）。

5. 确认患者已签署知情同意书，知晓相关医疗风险。

6. 评估患者心理状况，告知手术相关知识，做好心理护理，取得配合。

7. 常规物品准备同胃镜检查，专科手术用物准备包括 ESD 治疗内镜、自动冲水装置、二氧化碳装置、高频电装置、透明帽、圈套器、内镜注射针、标刀（区分胃和肠）、IT 刀、电热止血钳、止血钛夹、尼龙绳、黏膜下注射液、喷洒管、染色剂、病理标本处理用物等，所有设备经调试功能正常。

8. 监护及急救设备：心电监护、负压吸引、呼吸球囊及除颤仪等急救器械在备用状态。

9. 护士个人准备：ESD 配 2 名护士，均要求标准防护及手卫生。

10. 环境准备：按照无菌手术要求，布局合理。

二、操作中护理

1. 协助麻醉医师实施气管插管全麻、予患者心电监护，摆放合适体位，贴电极板，给上消化道手术者戴口垫。

2. 完成内镜下黏膜剥离术护理配合操作：染色—标记—注射—预切开—剥离病变部位—处理创面—留置胃管（必要时）。

3. 术中严密观察患者生命体征，保持呼吸道通畅，保持静脉通路通畅，观察是否有穿孔征象（皮下气肿、腹胀等），出现异常情况及时处理。

三、操作后护理

1. 监测患者生命体征，做好病情观察，尤其注意患者腹痛、腹胀主诉和皮下气肿、出血、穿孔等体征，预防并发症。

2. 做好饮食（禁食 24 小时）和营养护理，留置胃管者，做好胃管护理。

3. 必要时遵医嘱使用抗生素和止血药物。

4. 做好健康宣教，定期随访复查。

5. 内镜及附件按照《医疗器械临床使用管理办法（国家卫生健康委员会令第8号）》、WS 507-2016《软式内镜清洗消毒技术规范》进行再处理。

6. 做好术后 ESD 标本的固定及送检。

7. 整理、记录、收费：配件为高值耗材，按照医院高值耗材管理制度，对耗材进行使用、销毁登记管理。

编写者：文清德　邓秀梅

第三节　经内镜黏膜下肿瘤切除手术
（ESE、EFR 、STER）

【概述】

随着消化内镜微创治疗技术的发展，消化道黏膜下肿瘤（Submucosal tumor，SMT）的治疗水平有了显著提高，对于直径不超过 3cm、以向消化道腔内生长为主的良性或低度恶性黏膜下肿瘤（如间质瘤、类癌、平滑肌瘤等），内镜治疗成功率高，较为安全。根据肿瘤的形态和生长的位置，手术方法包括经内镜黏膜下肿瘤挖除术（Endoscopic submucosal excavation，ESE）、内镜下全层切除术（Endoscopic full-thickness resection ，EFR）和经内镜黏膜下隧道肿瘤切除术（Submucosal tunneling endoscopic resection， STER）。

【护理常规】

一、操作前护理

1. 完善术前超声内镜、胸腹部 CT，评估肿瘤的性状、位置、层次及其与周围组织的关系，确定手术指征。

2. 评估患者病情，了解主诉、现病史、既往史、治疗经过、实验室检查结果等，了解患者凝血功能，评估患者 7 天内是否服用抗凝血药物（阿司匹林、波立维、华法林等）。

3. 患者术前常规禁食、禁水 8 小时，下消化道手术者做好肠道准备。

4. 开通快速补液通道，接 3 ~ 4 个三通接头。

5. 确认患者已签署知情同意书，知晓相关医疗风险。

6. 评估患者心理状况，告知手术相关知识，做好心理护理，取得配合。

7. 常规物品准备同胃镜检查，专科手术用物准备包括 ESD 治疗内镜、自动冲水装置、二氧化碳装置、高频电装置、透明帽、圈套器、异物钳、网篮、内镜注射针、标刀（区分胃和肠）、IT 刀、电热止血钳、止血钛夹、尼龙绳、黏膜下注射液、病理标本处理用物等，所有设备经调试功能正常。

8. 监护及急救设备：心电监护、负压吸引、呼吸球囊及除颤仪等急救器械在备用状态。

9. 护士个人准备：配 2 名护士，均要求标准防护及手卫生。

10. 环境准备：按照无菌手术要求，房间布局合理。

二、操作中护理

1. 均为气管插管全麻手术，给予患者心电监护，协助麻醉医师进行麻醉。

2. 摆放合适体位，贴电极板，给上消化道手术者戴口垫。

3. 完成经内镜黏膜下肿瘤微创手术护理操作。

（1）ESE 操作步骤：环周标记→黏膜下注射→切开肿瘤表面黏膜→挖除肿瘤→处理创面（止血）→缝合创面→取出肿瘤标本→留置胃管（必要时）。

（2）EFR 操作步骤：环周标记→黏膜下注射→切开肿瘤表面黏膜→牵引辅助→全层切除肿瘤→处理创面（止血）→荷包缝合创面→取出肿瘤标本→留置胃管（必要时）。

（3）STER 操作步骤：定位→建立黏膜下隧道→隧道内完整切除肿瘤→取出肿瘤标本→隧道内止血→缝合隧道口。

4. 术中严密观察患者生命体征，保持呼吸道通畅，保持静脉通路通畅，观察是否有穿孔征象（皮下气肿、腹胀等），出现异常情况及时处理。

三、操作后护理

1. 麻醉复苏护理：监测患者生命体征，做好病情观察，尤其注意患者腹痛、腹胀主诉和皮下气肿、出血、穿孔等体征，预防并发症。

2. 做好饮食（禁食 24 小时）和营养护理，留置胃管者，做好胃管护理。

3. 遵医嘱使用质子泵抑制剂、抗生素和止血药物。

4. 做好健康宣教，定期随访复查。

5. 内镜及附件按照《医疗器械临床使用管理办法（国家卫生健康委员会令第8号）》、WS 507-2016《软式内镜清洗消毒技术规范》进行再处理。

6. 做好术后标本的固定及送检。

7. 整理、记录、收费：配件为高值耗材，按照医院高值耗材管理制度，对耗材进行使用、销毁登记管理。

编写者：文清德　邓秀梅

第四节　经口内镜下肌切开术（POEM）

【概述】

经口内镜下肌切开术（Peroral endoscopic myotomy，POEM）是一种通过隧道内镜进行肌切开的微创新技术，2008年首次用于贲门失弛缓症的治疗。我国于2010年开始临床使用POEM，经过11年的迅速发展，目前已成为使用该技术最多的国家。随着技术的不断成熟，POEM还应用于治疗胃轻瘫，即经口内镜下幽门肌切开术（Gastric peroral endoscopic myotomy，G-POEM）。

【护理常规】

一、操作前护理

1. 术前了解患者病史资料，包括主诉、现病史、既往史、治疗经过、食管动力学检测、影像学检查、胃镜检查、实验室检查结果等。

2. 评估患者凝血功能，了解患者7天内是否服用抗凝血药物（阿司匹林、波立维、华法林等）。

3. 患者术前常规禁食、禁水8小时。

4. 开通快速补液通道，接3～4个三通接头。

5. 确认患者已签署知情同意书，知晓相关医疗风险。

6. 评估患者心理状况，告知手术相关知识，做好心理护理，取得配合。

7. 常规物品准备同胃镜检查，专科手术用物准备包括ESD治疗内镜、自动冲水装置、二氧化碳装置、高频电装置、透明帽、内镜注射针、标刀或L刀或三角刀、电热止血钳、钛夹、黏膜下注射液等，所有设备调试功能正常。

8. 监护及急救设备：心电监护、氧气、负压吸引、呼吸球囊及除颤仪等急救器械在备用状态。

9. 护士个人准备：配 2 名护士，均要求标准防护及手卫生。

10. 环境准备：按照无菌手术要求，房间布局合理。

二、操作中护理

1. 麻醉前，协助医师在胃镜下清理食管及胃内残留食物或液体，避免麻醉误吸。

2. 给予患者心电监护，协助麻醉医师予患者气管插管麻醉。

3. 摆放合适体位，贴电极板，给患者戴口垫。

4. 完成经口内镜下肌切开术（POEM）护理操作配合。

POEM 操作步骤：确认隧道口位置→黏膜下注射→建立隧道口→分离黏膜下层，建立黏膜下隧道→隧道内肌切开→隧道内清理、止血→关闭隧道口。

5. 术中严密观察患者生命体征，保持呼吸道通畅，保持静脉通路通畅，观察是否有穿孔征象（皮下气肿、腹胀等），出现异常情况及时处理。

6. 必要时，遵医嘱使用抗生素。

三、操作后护理

1. 麻醉复苏护理：监测患者生命体征，做好病情观察，尤其注意患者腹痛、腹胀主诉和皮下气肿、出血、穿孔等体征，预防并发症。

2. 做好饮食（术后当天禁食）和营养护理。

3. 遵医嘱使用质子泵抑制剂、抗生素。

4. 做好健康宣教，定期随访复查。

5. 内镜及附件按照《医疗器械临床使用管理办法（国家卫生健康委员会令第8 号）》、WS 507-2016《软式内镜清洗消毒技术规范》进行再处理。

6. 整理、记录、收费：配件为高值耗材，按照医院高值耗材管理制度，对耗材进行使用、销毁登记管理。

编写者：文清德　邓秀梅

第四章　经内镜逆行胰胆管造影（ERCP）下介入治疗护理常规

第一节　内镜下十二指肠乳头括约肌切开术

【概述】

内镜下十二指肠乳头括约肌切开术（Endoscopic sphincterotomy，EST）是通过十二指肠镜到达十二指肠开口，用切开刀通过高频电发生器将乳头括约肌切开，使开口扩大后进行各种内镜下治疗，是治疗性 ERCP 重要的操作技术。

【护理常规】

一、操作前护理

1.用物准备。

（1）常规用物：口垫、灭菌注射用水、祛泡剂、75% 酒精灭菌方纱、30ml 注射器、餐巾纸、过滤纸、病理标本瓶、床侧预处理用品、铺无菌巾的治疗车等。

（2）专科附件：切开刀、导丝、针状刀，另扩张导管、胆管支架、扩张气囊、压力泵、取石球囊、取石网篮、碎石网篮等在备用状态。

2.造影剂准备：优维显与生理盐水 1:1 比例配置，用 20ml 或 30ml 注射器抽取备用。

3.仪器准备：主机、注水瓶、十二指肠镜（胃大切术后者准备治疗胃肠镜）、负压吸引装置、高频电切机、吸氧装置、心电监护仪、ERCP 透视设备，必要时准备二氧化碳注气套装，抢救设备在备用状态。

4.患者准备：完善术前检查，如血常规、生化、出凝血、血型、心电图、胃肠镜等；术前禁食、禁水 6 ~ 8 小时，右上肢建立静脉通道（首选）；签署知情同意书。取走金属配饰及影响透视摄片的衣着。

5. 评估患者病情，包括主诉、现病史、既往史、治疗经过、内镜及相关检查结果，了解患者 7 天内是否服用抗凝血药物（阿司匹林、波立维、华法林等）。

6. 核对患者基本信息及诊疗项目，向患者说明检查的目的和大致过程，并交代术中注意事项，予心电监护、吸氧，在肌肉丰富的部位贴负极板。

7. 体位：取俯卧位，头偏右侧，右肩垫高，保护会阴部，必要时取左侧卧位。给予儿童患者适当的防护。

8. 局麻者给予术前用药。

（1）操作前 10 分钟，遵医嘱给予口服局麻药。

（2）操作前遵医嘱给予 654-2、盐酸哌替啶、咪唑安定等药物。

9. 气管插管全麻者，协助麻醉医师实施气管插管全麻。

10. 操作人员准备：所有入室人员均需要穿好铅衣、铅裙、铅围脖等防护设备，佩戴个人放射剂量章（包括内章和外章），戴帽子、无菌手套。

二、操作中护理

1. 插管：医师操作十二指肠镜至十二指肠最佳操作位置后，护士予 0.9% 生理盐水冲管润滑切开刀各管道，导丝插入切开刀，宜先快后慢，切开刀出十二指肠镜并紧贴十二指肠乳头后，持导丝 2cm 反复试探插入胆管，动作轻柔，有突破感时表示进入胰胆管腔道。

2. X 光造影，观察确认进入胆管或胰管；缓慢注射造影剂 2 ~ 5ml，了解结石的大小、位置等情况。将切开刀的钢丝调整于导管的中立位，导丝引导下将切开刀送入乳头开口，将切开刀丝前 1/3 插入乳头开口内，使后 2/3 的刀丝露于乳头外，适当拉刀弓，使刀丝紧贴于乳头组织，开启高频电发生器，直视下对乳头逐层切开。

3. 切开过程中不断调整方向，保持切线在 11 ~ 12 点位置，护士要适当调节刀弓的松紧度，开始时刀弓张力不可过大，以免引起"切割不全"，刀弓应"先松后紧"逐渐拉起。切开过程中避免自主改变刀弓张力，应缓慢均匀逐层切开，尤其是到顶端时应特别注意，避免过度和快速切开而引起出血和穿孔。

4. 切开过程中的出血处理：如切口出现少量渗血，多数可自行停止。出血量较大时可用 1：10 000 的去甲肾上腺盐水冲洗，也可用注射针在切口旁注射。如效果仍不佳，可用钛夹夹闭或热止血钳电凝止血，必要时行数字减影血管造影法（DSA）止血处理。

5. 根据病情，进行后续相关治疗操作。

6. 术中密切观察生命体征，吸氧，保持呼吸道通畅，防止窒息，必要时行急诊外科手术治疗。

三、操作后护理

1. 观察患者有无腹胀、腹痛、恶心、呕血、黑便等症状。

2. 严密观察患者生命体征、意识、尿量的变化，给予心电、血压监护，平稳后转回病房。

3. 给予患者针对性的健康宣教，如饮食、活动。

4. 内镜及附件按照《医疗器械临床使用管理办法（国家卫生健康委员会令第8号）》、WS 507-2016《软式内镜清洗消毒技术规范》进行再处理。

5. 收费、整理：ERCP 配件为高值耗材，按照医院高值耗材管理制度，对耗材进行使用、销毁登记管理。

编写者：蓝文通　文清德

第二节　内镜下十二指肠乳头气囊扩张术

【概述】

内镜下十二指肠乳头气囊扩张术（Endoscpic papillary balloon dilatation, EPBD）是在不破坏乳头括约肌及保持其完整性的前提下，通过专用扩张球囊扩大十二指肠乳头括约肌以通畅胆总管入口、方便器械进出、缓解狭窄和治疗相关疾病的方法。

【护理常规】

一、操作前护理

1. 用物准备。

（1）常规用物：口垫、灭菌注射用水、祛泡剂、75% 酒精灭菌方纱、30ml 注射器、餐巾纸、过滤纸、病理标本瓶、床侧预处理用品、铺无菌巾的治疗车等。

（2）专科附件：切开刀、导丝、针状刀、扩张气囊、压力泵，另扩张导管、胆管支架、取石球囊、取石网篮、碎石网篮等在备用状态。

2. 造影剂准备：优维显与生理盐水 1∶1 比例配置，用 20ml 注射器抽取备用。

3. 仪器准备：主机、注水瓶、十二指肠镜（胃大切术后者准备治疗胃肠镜）、负压吸引装置、高频电切机、吸氧装置、心电监护仪、ERCP 透视设备，必要时准备二氧化碳注气套装，抢救设备在备用状态。

4. 患者准备：完善术前检查，如血常规、生化、出凝血、血型、心电图、胃肠镜等；术前禁食、禁水 6 ~ 8 小时，右上肢建立静脉通道（首选）；签署知情同意书。取走金属配饰及影响透视摄片的衣着。

5. 评估患者病情，包括主诉、现病史、既往史、治疗经过、内镜及相关检查结果，了解患者 7 天内是否服用抗凝血药物（阿司匹林、波立维、华法林等）。

6. 核对患者基本信息及诊疗项目，向患者说明检查的目的和大致过程，并交代术中注意事项，予心电监护、吸氧，在肌肉丰富的部位贴负极板。

7. 体位：取俯卧位，头偏右侧，右肩垫高，保护会阴部，必要时取左侧卧位。给予儿童患者适当的防护。

8. 局麻者给予术前用药。

（1）操作前 10 分钟，遵医嘱给予口服局麻药。

（2）操作前遵医嘱给予 654-2、盐酸哌替啶、咪唑安定等药物。

9. 气管插管全麻者，协助麻醉医师实施气管插管全麻。

10. 操作人员准备：所有入室人员均需要穿好铅衣、铅裙、铅围脖等防护设备，佩戴个人放射剂量章（包括内章和外章），戴帽子、无菌手套。

二、操作中护理

1. 在 ERCP 的基础上留置导丝，并根据造影显示胆管轮廓，确定胆管直径、结石大小和数量，选择大小合适的柱状气囊型号。

2. 用 0.9% 生理盐水充分湿润导丝通道并保持气囊的负压状态，以方便通过乳头开口，气囊没有通过乳头开口狭窄段之前不得对其充盈，以免气囊膨出影响通过狭窄段。

3. 将合适的柱状气囊顺导丝插进胆管，尽量让柱状气囊的中点位于乳头狭窄的中点。暴露部分柱状气囊在乳头外，为了定位可先注入少量造影剂，再将压力泵连接气囊导管，注射压力应根据气囊大小、所能承受的最大压力决定，先慢后快，一般扩张至柱型扩张气囊切迹消失。柱状气囊扩张的直径不超过最大结石或胆管下段的直径，持续不超过 1 分钟后，回抽液体，退出气囊导管。

4. 根据病情，进行后续相关治疗操作。

5. 术中密切观察患者生命体征，保持呼吸道通畅，预防窒息。

三、操作后护理

1. 饮食护理：术后常规禁食，禁食期间做好口腔护理，保持口唇湿润，术后根据患者的血尿淀粉酶及有无腹痛、发热、黄疸等情况进行饮食调整，如无并发症发生，常规禁食 24 小时后可进低脂流质饮食，逐步过渡为正常饮食。

2. 病情观察：密切观察患者的面色、体温、脉搏、呼吸、血压的变化；有无恶心、呕吐、腹痛、腹胀及压痛、反跳痛、黑便、皮肤黄染等症状。

3. 并发症的观察与护理：术后严密观察低血糖、急性胰腺炎、化脓性胆管炎、出血、穿孔等并发症。

4. 内镜及附件按照《医疗器械临床使用管理办法（国家卫生健康委员会令第 8 号）》、WS 507-2016《软式内镜清洗消毒技术规范》进行再处理。

5. 收费、整理：ERCP 配件为高值耗材，按照医院高值耗材管理制度，对耗材进行使用、销毁登记管理。

编写者：蓝文通　文清德

第三节　内镜下胆管碎石与取石术

【概述】

内镜下胆管碎石与取石术是在 EST 及 EPBD 的前提下实施的治疗技术，是在十二指肠镜下利用碎石器、网篮、球囊等器械将胆管内的结石拉出胆管的方法。

【护理常规】

一、操作前护理

1. 用物准备。

（1）常规用物：口垫、灭菌注射用水、祛泡剂、75% 酒精灭菌方纱、10ml 或 20ml 注射器、餐巾纸、过滤纸、病理标本瓶、床侧预处理用品、铺无菌巾的治疗车等。

（2）专科附件：切开刀、导丝、针状刀、扩张气囊、压力泵、取石球囊、取石网篮、碎石网篮、碎石手柄、鼻胆引流管、胰胆管支架等。

2. 造影剂准备：优维显与生理盐水 1∶1 比例配置，用 10ml 或 20ml 注射器抽取备用。

3. 仪器准备：主机、注水瓶、十二指肠镜、负压吸引装置、高频电切机、吸氧装置、心电监护仪、ERCP 透视设备，必要时准备二氧化碳注气套装，抢救设备在备用状态。

4. 患者准备：完善术前检查，如血常规、生化、出凝血、血型、心电图、胃肠镜等；术前禁食、禁水 6～8 小时，右上肢建立静脉通道（首选）；签署知情同意书。取走金属配饰及影响透视摄片的衣着。

5. 评估患者病情，包括主诉、现病史、既往史、治疗经过、内镜及相关检查结果，了解患者 7 天内是否服用抗凝血药物（阿司匹林、波立维、华法林等）。

6. 核对患者基本信息及诊疗项目，向患者说明检查的目的和大致过程，并交代术中注意事项，予心电监护、吸氧，在肌肉丰富的部位贴负极板。

7. 体位：取俯卧位，头偏右侧，右肩垫高，保护会阴部，必要时取左侧卧位。给予儿童患者适当的防护。

8. 局麻者给予术前用药。

（1）操作前 10 分钟，遵医嘱给予口服局麻药。

（2）操作前遵医嘱给予 654-2、盐酸哌替啶、咪唑安定等药物。

9. 气管插管全麻者，协助麻醉医师实施气管插管全麻。

10. 操作人员准备：所有入室人员均需要穿好铅衣、铅裙、铅围脖等防护设备，佩戴个人放射剂量章（包括内章和外章），戴帽子、无菌手套。

二、操作中护理

1. 内镜下碎石术的配合。

（1）插管及造影：医师操作十二指肠镜至十二指肠最佳操作位置后，护士予 0.9% 生理盐水冲管润滑切开刀各管道，导丝插入切开刀，宜先快后慢，切开刀出十二指肠镜并紧贴十二指肠乳头后，持导丝 2cm 反复试探插入胆管，动作轻柔，有突破感时表示进入胰胆管腔道。胆管造影后，证实胆管远端有狭窄的较大结石或多个大结石，行 EST 后估计普通取石困难者，可用碎石器机械碎石。

（2）正确安装碎石器：选择大小合适的碎石器，将操作部网篮杆完全拉出，插入手柄孔固定。通过手柄控制网篮，检查网篮的张合功能、推出和收回是否顺畅，确定安装成功与否。

（3）经乳头插入胆管中越过结石，张开网篮通过上下抖动、反复进退等动作将结石完整套入网篮内，收紧网篮。通过碎石器控制塑料管按钮，将塑料管完全收回到金属鞘内，使金属鞘完全顶住网篮中的结石，将按钮固定到最后一档。在 X 线透视下将网篮拉至胆管宽松处，放松内镜各按钮和抬钳器、顺时针方向旋转手柄部旋钮，旋转时要缓缓收紧、持续用力，以免用力不当引起网篮杆折断，并使金属鞘紧密接触结石使其在外力作用下粉碎，退出碎石器用普通网篮将碎后的结石取出。

2.内镜下取石篮取石术的配合。

（1）网篮套取结石的配合：在 ERCP 检查基础上，根据结石大小及胆管的粗细决定切口的大小，并选择合适的取石篮。将网篮收回塑料管内，递于操作者插入活检通道，经乳头插入胆管，在 X 线透视下使网篮越过结石，张开后上下抖动将结石套入网篮中，助手慢慢回收网篮，网篮回收松紧适当，以防过紧网篮嵌入结石中或机械碎石，导致结石不易取出，一般以半闭合状态为宜，形成"锥形"，结石既不会脱出网篮又利于拉出乳头开口。拉到十二指肠后张大网篮反复抖动，使结石脱出网篮，再收回网篮。

（2）网篮结石嵌顿处理（应急碎石）：用老虎钳将网篮的手柄剪断，取出内镜及网篮的塑料外管，金属管鞘连接镜外碎石器的操控部，将网篮钢丝穿过金属管鞘连接于体外碎石装置。插入体外碎石金属管鞘顺着网篮钢丝到胆管，在透视下顺时针方向缓缓旋转手柄做镜外碎石。

3.气囊导管取石术的配合。

（1）选择合适的气囊导管，在 X 线透视下可见气囊导管球囊上下两端的标记，越过结石后注入气体，根据胆管直径给予相应注气，关闭气囊通道，轻轻抖动同时由上向下缓缓牵拉，拉至乳头处遇阻力大可适量放气，直到结石从乳头切口排出。

（2）阻塞造影的配合：为确定结石是否清除干净，将气囊注水通道注入造影剂排气，将排气后的气囊导管顺导丝插至胆管上段，充盈气囊关闭通道，边注入造影剂边缓慢拉气囊，拉至胆管末端摄片，确定胆管无结石残留，将气囊拉出乳头处，退镜。

4.术中密切观察患者生命体征，保持呼吸道通畅，预防窒息。

三、操作后护理

1. 饮食护理：术后常规禁食，禁食期间做好口腔护理，保持口唇湿润，术后根据患者的血尿淀粉酶及有无腹痛、发热、黄疸等情况进行饮食调整，如无并发症发生，常规禁食 24 小时后可进低脂流质饮食，逐步过渡为正常饮食。

2. 病情观察：密切观察患者的面色、体温、脉搏、呼吸、血压的变化；有无恶心、呕吐、腹痛、腹胀及压痛、反跳痛、黑便、皮肤黄染等症状；及时检测血淀粉酶，于术后 6 小时抽血查淀粉酶，24 小时复查血淀粉酶，为防止胆管继发感染，一般术后给予抗生素 3 ~ 5 天。

3. 并发症的观察与护理：术后严密观察低血糖、急性胰腺炎、化脓性胆管炎、出血、穿孔等并发症。

4. 内镜及附件按照《医疗器械临床使用管理办法（国家卫生健康委员会令第8 号）》、WS 507-2016《软式内镜清洗消毒技术规范》进行再处理。

5. 收费、整理：ERCP 配件为高值耗材，按照医院高值耗材管理制度，对耗材进行使用、销毁登记管理。

编写者：蓝文通　文清德

第四节　内镜下鼻胆管引流术（ENBD）

【概述】

内镜下鼻胆管引流术（Endoscopic nasobiliary drainage，ENBD）是在诊断性逆行胆管造影（ERCP）技术的基础上建立起来的，是常用的内镜胆道引流方法。它采用一细长的塑料管在内镜下经十二指肠乳头插入胆管中，另一端经十二指肠、胃、食管、咽等从鼻孔引出体外，建立胆汁的体外引流途经。ENBD 是简便有效地解除胆道梗阻的方法，通过引流达到减压、减黄、消炎的目的。

【护理常规】

一、操作前护理

1. 用物准备。

（1）常规用物：口垫、灭菌注射用水、祛泡剂、75%酒精灭菌方纱、30ml注射器、餐巾纸、过滤纸、病理标本瓶、床侧预处理用品、铺无菌巾的治疗车等。

（2）专科附件：切开刀、导丝、针状刀、各种类型鼻胆引流管，另扩张气囊、压力泵、取石球囊、取石网篮、碎石网篮、各种规格胰胆管支架等在备用状态。

2.造影剂准备：优维显与生理盐水1∶1比例配置，用10ml或20ml注射器抽取备用。

3.仪器准备：主机、注水瓶、十二指肠镜（胃大切术后者准备治疗胃肠镜）、负压吸引装置、高频电切机、吸氧装置、心电监护仪、ERCP透视设备，必要时准备二氧化碳注气套装，抢救设备在备用状态。

4.患者准备：完善术前检查，如血常规、生化、出凝血、血型、心电图、胃肠镜等；术前禁食、禁水6～8小时，右上肢建立静脉通道（首选）；签署知情同意书。取走金属配饰及影响透视摄片的衣着。

5.评估患者病情，包括主诉、现病史、既往史、治疗经过、内镜及相关检查结果，了解患者7天内是否服用抗凝血药物（阿司匹林、波立维、华法林等）。

6.核对患者基本信息及诊疗项目，向患者说明检查的目的和大致过程，并交代术中注意事项，予心电监护、吸氧，在肌肉丰富的部位贴负极板。

7.体位：取俯卧位，头偏右侧，右肩垫高，保护会阴部，必要时取左侧卧位。给予儿童患者适当的防护。

8.局麻者给予术前用药。

（1）操作前10分钟，遵医嘱给予口服局麻药。

（2）操作前遵医嘱给予654-2、盐酸哌替啶、咪唑安定等药物。

9.气管插管全麻者，协助麻醉医师实施气管插管全麻。

10.操作人员准备：所有入室人员均需要穿好铅衣、铅裙、铅围脖等防护设备，佩戴个人放射剂量章（包括内章和外章），戴帽子、无菌手套。

二、操作中护理

1.插管：医师操作十二指肠镜至十二指肠最佳操作位置后，护士予0.9%生理盐水冲管润滑切开刀各管道，导丝插入切开刀，宜先快后慢，切开刀出十二指肠镜并紧贴十二指肠乳头后，持导丝2cm反复试探插入胆管，动作轻柔，有突破感时表示进入胰胆管腔道。

2.造影剂接上后先回抽，再缓慢注入造影剂造影，将导丝经切开刀导管进入理想的胆管位置。留置导丝退出切开刀导管，选择合适的鼻胆引流管类型，如左、右肝管型，猪尾巴型。生理盐水润滑鼻胆管，取下鼻胆管接头沿着导丝将鼻胆管插入目标胆管的位置，退出导丝。

3. 留置鼻胆管，退出十二指肠镜。

4. 口鼻转换：将导丝折成圈，经口伸入咽喉部，从鼻腔插入转换管进入导丝圈内，拉出口外，鼻胆管末端插入转换管，一手拉转换管，一手送鼻胆管，注意观察有无打折，将鼻胆管拉出后接上鼻胆管接头，注射器回抽确认鼻胆管通畅。

5. X线透视，再次确定鼻胆管位于胆管处，用胶布妥善固定于鼻翼处。

6. 术中密切观察患者生命体征，保持呼吸道通畅，预防窒息。

三、操作后护理

1. 饮食护理：术后常规禁食，禁食期间做好口腔护理，保持口唇湿润，术后根据患者的血尿淀粉酶及有无腹痛、发热、黄疸等情况进行饮食调整，如无并发症发生，常规禁食24小时后可进低脂流质饮食，逐步过渡为正常饮食。

2. 病情观察：密切观察患者的面色、体温、脉搏、呼吸、血压的变化；有无恶心、呕吐、腹痛、腹胀及压痛、反跳痛、黑便、皮肤黄染等症状；及时检测血淀粉酶，于术后6小时抽血查淀粉酶，24小时复查血淀粉酶，为防止胆管继发感染，一般术后给予抗生素3～5天。

3. 鼻胆管引流管的护理：向患者解释引流的重要性与必要性。妥善固定引流管，并连接负压引流袋，防止逆行感染。保持鼻胆管通畅与有效引流，观察并记录引流液的性状、量以助于判断病情。

4. 并发症的观察与护理：术后严密观察低血糖、急性胰腺炎、化脓性胆管炎、出血、穿孔等并发症。

5. 内镜及附件按照《医疗器械临床使用管理办法（国家卫生健康委员会令第8号）》、WS 507-2016《软式内镜清洗消毒技术规范》进行再处理。

6. 收费、整理：ERCP配件为高值耗材，按照医院高值耗材管理制度，对耗材进行使用、销毁登记管理。

编写者：蓝文通　文清德

第五节　内镜下逆行胆管内支架引流术

【概述】

内镜下逆行胆管内支架引流术（Endoscopic retrograde biliary drainage，ERBD）是经内镜塑料支架内引流的方法，通过内镜技术将一根胆管塑料支架放置于胆管中，使支架一端位于梗阻之上，一端位于梗阻之下（多数置于十二指肠腔内），以此解除胆管梗阻。其优点是安全可靠，无胆汁丢失，更符合生理状态，又无须导管护理，不增加患者痛苦，有利于提高患者的生活质量。

【护理常规】

一、操作前护理

1. 用物准备。

（1）常规用物：口垫、灭菌注射用水、祛泡剂、75% 酒精灭菌方纱、30ml 注射器、餐巾纸、过滤纸、病理标本瓶、床侧预处理用品、铺无菌巾的治疗车等。

（2）专科附件：切开刀、导丝、针状刀、扩张探条、各种规格的胆管支架。另扩张气囊、压力泵、取石球囊、取石网篮、碎石网篮等在备用状态。

2. 造影剂准备：优维显与生理盐水 1:1 比例配置，用 20ml 或 30ml 注射器抽取备用。

3. 仪器准备：主机、注水瓶、十二指肠镜（胃大切术后者准备治疗胃肠镜）、负压吸引装置、高频电切机、吸氧装置、心电监护仪、ERCP 透视设备，必要时准备二氧化碳注气套装，抢救设备在备用状态。

4. 患者准备：完善术前检查，如血常规、生化、出凝血、血型、心电图、胃肠镜等；术前禁食、禁水 6~8 小时，右上肢建立静脉通道（首选）；签署知情同意书。取走金属配饰及影响透视摄片的衣着。

5. 评估患者病情，包括主诉、现病史、既往史、治疗经过、内镜及相关检查结果，了解患者 7 天内是否服用抗凝血药物（阿司匹林、波立维、华法林等）。

6. 核对患者基本信息及诊疗项目，向患者说明检查的目的和大致过程，并交代术中注意事项，予心电监护、吸氧，在肌肉丰富的部位贴负极板。

7. 体位：取俯卧位，头偏右侧，右肩垫高，保护会阴部，必要时取左侧卧位。给予儿童患者适当的防护。

8. 局麻者给予术前用药。

（1）操作前 10 分钟遵医嘱给予口服局麻药。

（2）操作前遵医嘱给予 654-2、盐酸哌替啶、咪唑安定等药物。

9. 气管插管全麻者，协助麻醉医师实施气管插管全麻。

10. 操作人员准备：所有入室人员均需要穿好铅衣、铅裙、铅围脖等防护设备，佩戴个人放射剂量章（包括内章和外章），戴帽子、无菌手套。

二、 操作中护理

1. 插管：医师操作十二指肠镜至十二指肠最佳操作位置后，护士予 0.9% 生理盐水冲管润滑切开刀各管道，导丝插入切开刀，宜先快后慢，切开刀出十二指肠镜并紧贴十二指肠乳头后，持导丝 2cm 反复试探插入胆管，动作轻柔，有突破感时表示进入胰胆管腔道。

2. 造影：造影剂接上后先回抽，再缓慢注入造影剂造影，了解梗阻部位、狭窄程度，确定需要 ERBD 后，采用切开刀配合导丝进行插管，导丝通过病变或狭窄段，需放置多根胆道支架引流者，应放置两根导丝。

3. 退出切开刀，必要时用扩张探条或柱形水囊扩张。

4. 支架长度测量。 扩张探条测量法： 操作者将扩张探条拉至狭窄段上方 1 ~ 2cm 处，用食指和拇指捏住活检孔口的扩张探条向外拉乳头口，测量活检孔口到手指之间的长度，这就是所需支架的长度。导丝测量法： 将导丝拉至狭窄段上方 1 ~ 2cm 处，用食指和拇指捏扩张探条口的导丝向外拉乳头口，测量扩张探条口到手指之间的长度，这就是所需支架的长度。

5. 支架安装配合： 一体式支架无须安装，非一体式支架应选择直径、长度合适的支架正确安装于支架推送管上，注意支架倒刺的方向。将支架和推送管套在内衬管上，将保护倒刺的外管套在部分支架和推送管上。

6. 置入支架的配合： 将安装好的支架推送管顺导丝插入，在透视下逐渐将支架送入胆道，内衬管超过预定部位 4 ~ 6cm 时将推送器与内衬管分离，插入时绷紧导丝及内衬管避免成 S 形，与术者的插入动作协同用力，支架前端越过狭窄段以上 1 ~ 2cm。当末端倒刺紧贴十二指肠乳头时，术者用推送器顶住支架，助手依次拔除导丝、内衬管和推送器。X 线透视观察支架位置，内镜吸引观察引流的情况。

7. 退镜，X 线透视再次确认支架在所需位置。

8. 术中密切观察患者生命体征，保持呼吸道通畅，预防窒息。

三、操作后护理

1. 饮食护理：术后常规禁食，禁食期间做好口腔护理，保持口唇湿润，术后根据患者的血尿淀粉酶及有无腹痛、发热、黄疸等情况进行饮食调整，如无并发症发生，常规禁食 24 小时后可进低脂流质饮食，逐步过渡为正常饮食。

2. 病情观察：密切观察患者的面色、体温、脉搏、呼吸、血压的变化；有无恶心、呕吐、腹痛、腹胀及压痛、反跳痛、黑便、皮肤黄染等症状。

3. 并发症的观察与护理：术后严密观察低血糖、急性胰腺炎、化脓性胆管炎、出血、穿孔等并发症。

4. 内镜及附件按照《医疗器械临床使用管理办法（国家卫生健康委员会令第 8 号）》、WS 507-2016《软式内镜清洗消毒技术规范》进行再处理。

5. 收费、整理：ERCP 配件为高值耗材，按照医院高值耗材管理制度，对耗材进行使用、销毁登记管理。

编写者：蓝文通　文清德

第五章 内镜及其附件清洗消毒护理常规

第一节 消化内镜清洗消毒技术

【概述】

消化内镜清洗消毒是指对所有软式内镜每次使用后进行彻底清洗和高水平消毒或灭菌的过程。

【操作常规】

一、手工清洗

（一）操作前准备

1. 个人准备。操作者穿戴个人防护用品：防水围裙或防水隔离衣、医用外科口罩、护目镜或防护面罩、帽子、手套、专用鞋等。

2. 设备及用物准备：配有酶洗槽、漂洗槽、消毒槽、终末漂洗槽、全管道灌流器、各种内镜专用刷、压力水枪、压力气枪、测漏仪器、计时器、内镜及附件运送容器、低纤维絮且质地柔软的擦拭布、垫巾、手卫生装置，采用非手触式水龙头，宜配备动力泵（与全管道灌流器配合使用）、超声波清洗器、内镜自动清洗消毒机（内镜自动清洗消毒机相关要求应符合《内镜自动清洗消毒机卫生要求》的规定）、多酶、75% 酒精等。

（二）操作过程

1. 床旁预处理。

（1）内镜从人体内取出后，立即用含有清洗液或多酶的湿巾或纱布擦去外表面污物，擦拭用品应一次性使用。

（2）反复送气与送水至少 10 秒。

（3）将内镜先端放入装有清洗液的容器中，持续抽吸溶液直至流入吸引管中。

（4）依次关闭光源 / 主机，拆下内镜，盖好内镜防水盖，操作应符合感控要求。

（5）放入运送容器，送至清洗消毒室。

2. 测漏。

（1）取下各类按钮阀门。

（2）检查测漏装置是否运转正常，连接好测漏装置，注入压力。

（3）确认防水盖已盖紧，内镜前端弯曲部橡皮有膨胀。

（4）将内镜完全浸入水中，用注射器或水枪向各管道注水，排出管道内的气体。

（5）向各个方向打满角度旋钮弯曲内镜先端部，观察有无气泡冒出，再观察插入部、操作部、连接部、各操作按钮等是否有气泡冒出。

（6）如发现渗漏，正压清洗消毒后，及时联系厂家，按指引紧急处理或及时报修送检。

（7）如无渗漏，排尽测漏槽里的水后，关闭测漏开关停止测漏，静置 30 秒后分离测漏仪。

3. 清洗。

（1）清洗槽内配置清洗液，将内镜、阀门、按钮完全浸入清洗液中。用擦拭布反复擦洗镜身，由洁到污、重点擦拭插入部和操作部。擦拭布一用一更换。

（2）反复刷洗内镜所有管道至没有可见污染物，刷洗时两端见刷头并清洗刷头上的污物。

（3）刷洗阀门、按钮，适合超声清洗的根据产品说明书使用超声机清洗。

（4）每清洗 1 条内镜后清洗液应更换。

（5）将清洗刷清洗干净，高水平消毒后备用。清洗刷可随同内镜一起消毒。

（6）接全管道灌流器，用动力泵或注射器将各管道充满清洗液并浸泡，浸泡时间遵循产品说明书。

4. 漂洗。

（1）将清洗后的内镜连同全管道灌流器、阀门、按钮移入漂洗槽。

（2）使用动力泵或压力水枪充分冲洗各管道至无清洗液残留。

（3）用流动水冲洗内镜外表面、阀门、按钮。

（4）用动力泵或压力气枪向各管道吹气至少30秒，去除管道内的水分。

（5）用擦拭布擦干内镜外表面、阀门、按钮。擦拭布一用一更换。

5.消毒/灭菌。

（1）将漂洗后的内镜连同全管道灌流器、阀门、按钮移入消毒槽并全部浸没于消毒液中（使用前按要求监测消毒液浓度）。

（2）使用动力泵或注射器，将各管道充满消毒液，消毒方式及时间遵循产品说明书。

（3）更换手套，向各管道持续送气至少30秒，去除管道内的消毒液。

（4）使用灭菌设备对软式内镜灭菌时，应遵循设备使用说明书。

6.终末漂洗。

（1）将消毒后的内镜连同全管道灌流器、阀门、按钮移入终末漂洗槽并全部浸没于漂洗液中。

（2）使用动力泵或压力水枪，用纯化水或无菌水冲洗内镜各管道至少2分钟，直至没有消毒液残留。

（3）用纯化水或无菌水冲洗内镜外表面、按钮和阀门。

（4）采用浸泡灭菌的内镜应在专用终末漂洗槽内使用无菌水进行终末漂洗。

7.干燥。

（1）将内镜及阀门、按钮置于铺有无菌巾的专用干燥台，无菌巾每4小时更换1次。

（2）用75%～95%乙醇或异丙醇灌注所有管道。

（3）用压力气枪使用洁净压缩空气向所有管道充气至少30秒至其完全干燥。

（4）用无菌擦拭布和压力气枪干燥内镜外表面、阀门、按钮并安装。

8.储存。

（1）每日诊疗工作结束，将干燥后的内镜储存于专用洁净镜柜或镜库内，插入部和连接部均应垂直悬挂，弯角固定钮应置于自由位，并将所有活检入口阀门、吸引器按钮、送气送水按钮和防水帽取下。

（2）清洗消毒后24小时内使用的软式内镜可不进行重复清洗消毒。

（3）灭菌后的内镜、附件及相关物品应当遵循无菌物品储存要求进行储存。

（4）镜柜或镜库房每周清洁消毒一次，污染时随时消毒。

（三）操作后整理

整理用物，洗手、记录。

二、内镜清洗消毒机工作流程

（一）操作前准备

同手工清洗。

（二）操作过程

1. 使用内镜清洗消毒机时应遵循产品说明操作使用。

2. 在使用内镜清洗消毒机进行清洗消毒之前，应先按要求对内镜进行预处理、测漏和手工清洗（清洗—漂洗）。

3. 将内镜置入内镜清洗消毒机内，并用专用的连接器将内镜各个管道与洗消机连接；关闭舱门，选择程序后进行工作。

4. 内镜消毒／灭菌程序结束，更换手套，将内镜取出，放置在干燥台上，按手工清洗操作规程中的干燥储存要求进行操作。

（三）操作后整理

整理用物，洗手、记录。

编写者：蒋雪丽　邓秀梅

第二节　消化内镜附件（按钮）清洗消毒技术

【概述】

消化内镜附件（按钮）清洗消毒是指对消化内镜活检通道开口阀、吸引按钮、送水送气按钮等进行清洗消毒的过程。

【操作常规】

一、操作前准备

1. 个人准备：穿防水衣、防水鞋，戴外科口罩、帽子、护目镜／面罩、手套。

2. 用物准备：酶液、消毒液、短毛刷、环形刷、纱布、高压气枪、超声振荡器。

二、操作过程

1. 内镜活检通道开口阀、吸引按钮、送水送气按钮等全部放入按比例配置的酶液中。

2. 使用合适的清洗刷在清洗液液面下进行刷洗。

（1）送气 / 送水按钮：短毛刷插入按钮中部小孔内，旋转式来回刷洗。按下活塞，刷洗橡皮套内表面、密封垫。短毛刷插入按钮上部小孔，旋转式来回刷洗。环形刷洗橡皮套上弹簧，重复几次，直到完全去除所有可见污物，清洗刷毛。

（2）活检通道开口阀：打开开口阀盖，短毛刷插入主体内侧，旋转式来回刷洗。环形刷洗开口阀盖孔和外侧边缘、主体开口处，重复几次，直至完全去除所有可见污物，清洗刷毛。

（3）吸引按钮：短毛刷插入按钮下部小孔内，旋转式来回刷洗。按下活塞，短毛刷插入按钮中部小孔内，旋转式来回刷洗。刷洗橡皮套内表面、橡皮套上弹簧，重复几次，直至完全去除所有可见污物，清洗刷毛。

3. 在清洗液液面下反复按压和松开送气 / 送水按钮、吸引按钮的活塞、活检通道开口阀的主体，确认已经去除所有气泡。

4. 超声振荡仪内清洗液按比例配置，所有部件放入振荡仪内震荡清洗10分钟。

5. 将送气 / 送水按钮、吸引按钮、活检通道开口阀放入内镜清洗消毒机内进行清洗消毒。

6. 对送气/送水按钮、吸引按钮、活检通道开口阀等进行逐个吹干或纱布擦干，检查密封垫、橡皮套、开口阀盖有无破损。当天不再使用的部件分类存放于相应的容器内。

三、操作后整理

整理用物，洗手、记录。

编写者：蒋雪丽　邓秀梅

第三节　消化内镜复用附件清洗消毒技术

【概述】

消化内镜复用附件清洗消毒是指对复用附件进行清洗、消毒或灭菌的过程。

【操作常规】

一、操作前准备

1. 操作者准备：穿防水衣、防水鞋，戴外科口罩、帽子、护目镜/面屏、手套。

2. 用物准备：各种内镜专用清洗刷、超声振荡器、压力气枪、压力水枪、全管道灌流器、一次性清洁湿巾、计时器、量杯、酶液、消毒液、润滑油、快速手消毒液等。

3. 环境及水质要求：通风良好，用 0.2μm 以下过滤器过滤的纯水。

二、操作过程

1. 附件使用后及时浸泡在清洗液中。

2. 将可拆卸的附件进行拆分，直至不能拆分为止。

3. 用含酶方纱或湿巾对附件表面进行清洗擦拭，去除表面污物。

4. 用含酶液的水进行擦洗，对于有腔道的附件，用专用的清洗刷对腔道进行刷洗，有内芯腔道的附件（例如碎石手柄）在酶液液面下来回推动装置把手，使酶液与附件内芯充分接触，用酶液浸泡至少 2 分钟。

5. 在超声振荡仪中加入合适的酶液，将附件放入超声振荡仪中震荡 15～30 分钟。

6. 取出附件，在流动水下漂洗干净，然后用高压气枪吹干。

7. 将附件放入酸化水或过氧乙酸中浸泡消毒 5 分钟。

8. 取出附件，在流动纯水下充分漂洗干净，然后用高压气枪吹干。

9. 检查附件性能。

10. 在附件旋钮位置或滑动拉杆位置用油方纱擦拭润滑保养，保持附件容易滑动。

11. 用高压气枪进行吹干。

12. 打包运送至供应室进行灭菌消毒。

13. 送供应室灭菌的附件需进行点数登记，做好记录。

三、操作后整理

整理用物，洗手、记录。

编写者：蒋雪丽 邓秀梅

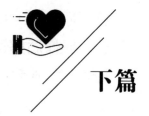

消化内镜专科护理技术操作规程

第六章　诊断性消化内镜专科护理技术操作规程

第一节　电子胃镜检查

【目的】

1. 明确诊断，如不明原因的消化道不适症状和上消化道出血及肿瘤。

2. 随访观察，如溃疡病、萎缩性胃炎、胃手术后等。

3. 用于治疗，如摘除异物、急性上消化道出血的止血、上消化道狭窄扩张或支架治疗、内镜下手术等。

【适应证】

1. 有消化道不适症状，需做检查以确诊者。

2. 不明原因上消化道出血者。

3. 怀疑上消化道肿瘤者。

4. 需追踪的病变，如溃疡病、萎缩性胃炎、胃息肉等。

5. 需内镜治疗者。

6. 常规体检。

【操作流程】

一、评估

1. 患者的意识状态、年龄、病情、以往内镜检查结果、药物过敏史等情况。

2. 患者对检查的目的、重要性及注意事项的认知程度。

3. 环境：温度、湿度适宜，有遮挡。

二、准备

1. 护士：着装整洁，洗手，戴口罩。

2. 物品：包括咽部局麻药（利宁胶浆）、圆碗、弯盘、75%酒精纱布、干纱布、灭菌注射用水、注射器、祛泡剂、一次性口垫、口水垫巾、纸巾、一次性手套、电子胃镜、注水瓶、光源主机、活检钳、细胞刷、标本固定用物（标本纸、组织固定液）、床旁预处理用物（酶纱布、酶液），心电监护仪、吸氧设备、负压吸引装置，另各种急救药物及设备应保持在备用状态。

3. 环境：内镜室布局、温度及湿度适宜，光线充足，注意关好门窗，注意保护患者隐私。

4. 患者。

（1）术前禁食 6 ~ 8 小时，已做钡餐检查者须待钡剂排空后再做胃镜检查；幽门梗阻患者应禁食 2 ~ 3 天，必要时术前洗胃。

（2）取左侧卧位，取出活动义齿。

三、操作程序

表 6-1-1　电子胃镜检查操作程序

项目	步骤	要点及注意事项
操作前准备	1. 核对患者，了解药物过敏史、既往史、检查目的，排除检查禁忌证 2. 确认患者或家属已签署检查和治疗同意书 3. 向患者说明检查方法及配合检查须注意的事项 4. 咽部麻醉，检查前 10 分钟按医嘱含服局麻药 5. 检查前 3 ~ 5 分钟按医嘱静脉注射咪唑安定 0.05mg/kg，行清醒镇静检查 6. 器械准备 （1）把胃镜与光源、吸引器、注水瓶连接好，注水瓶内装灭菌注射用水 （2）检查胃镜角度控制旋钮、注气、注水、吸引等功能是否正常 （3）采图系统登记确认，检查内镜图像是否正常 7. 协助患者取左侧卧位，头部略向前倾，解开衣领和裤带，在头侧放置防渗漏垫巾，并打结成围兜状，叮嘱患者口水自然流出，勿吞咽	• 准确查对患者，询问过敏史 • 嘱患者要将麻药分多次吞服，不要一次吞服 • 注射要缓慢推注，如总量超过 3mg，则分 2 次给药；先静脉推注 3mg，如无特殊，1 分钟后再推注余量，肝肾、心肺功能不全者，年龄 > 70 岁检查者慎用，使用时遵医嘱执行 • 有活动义齿宜取出，嘱咐患者轻轻咬住口垫，避免口垫脱落

项目	步骤	要点及注意事项
操作中配合	1. 协助医师进镜，指导患者如何配合，如深呼吸，口水自然流出，不可吞咽 2. 配合活检 （1）打开并检查活检钳性能 （2）右手握住活检钳把手，左手用一块酒精纱布包住活检钳末端 10cm 处 （3）在活检钳处于关闭状态下将活检钳递与医师 （4）医师接住活检钳末端，将其插入胃镜活检通道 （5）根据医生指令张开或关闭活检钳取活检组织 （6）将取出的组织放入有福尔马林的标本瓶，写上标识备送检 3. 检查结束退镜时，助手应手持酶液纱布将镜身外黏附的黏液、血迹擦掉	• 镇静或麻醉胃镜检查者，保持静脉通道通畅，尤其注意观察患者呼吸、血氧饱和度以及心率的变化，避免误吸，避免发生低氧血症等情况，出现异常时及时运用呼吸囊等急救设备进行急救 • 检查完毕医师尽量将胃内气体及水分吸尽，以防患者检查后出现腹痛、腹胀等不适 • 固定好口垫，避免口垫吐出或脱落
观察记录	1. 操作中观察患者生命体征，有无呛咳、呕吐及胸闷、气促等 2. 操作过程中随时观察患者有无口垫脱出 3. 操作后观察有无腹痛、腹胀及上消化道出血的情况	• 防止患者因呕吐引起窒息 • 腹痛、腹胀及上消化道出血的情况要继续观察或报告医生进行处理
操作后整理	1. 内镜及附件按照《医疗器械临床使用管理办法（国家卫生健康委员会令第 8 号）》、WS 507-2016《软式内镜清洗消毒技术规范》进行再处理 2. 整理、记录、收费 3. 健康指导 4. 标本按内镜标本管理流程处置	• 告知检查者无不适 1 小时以后可以进食 • 若进行内镜下摘除息肉，尤其进行电凝、电切息肉的患者，应进流质或半流质少渣饮食 3 天，并减少活动量，避免剧烈运动 3 天

四、评价

1. 患者能说出检查目的，主动配合检查。

2. 患者在检查中无明显不适，观察病情及时，标本顺利送检。

3. 操作符合规范要求。

编写者：房小玲　甘丽美

修订者：邓秀梅　曾讯

第二节 电子肠镜检查

【目的】

1. 明确诊断，如不明原因的下消化道不适症状和出血及肿瘤。
2. 随访观察，如大肠癌术后、大肠息肉摘除后等。
3. 用于治疗，如摘除息肉、急性下消化道出血的止血等。

【适应证】

1. 原因不明的下消化道出血、慢性腹泻、便秘、腹痛、腹胀、低位肠梗阻等。
2. 钡剂灌肠发现有异常。
3. 不能排除大肠或末端回肠的肿物。
4. 某些炎症性肠病须做鉴别和确定累及范围及程度、大肠某些良性病变为排除恶性病变。
5. 大肠息肉和癌诊断已明确，为了排除其他部位的伴发性病变。
6. 行结肠镜下治疗。
7. 大肠癌手术后，大肠息肉摘除后、大肠某些疾病药物治疗后的随访。
8. 大肠肿瘤的普查。

【操作流程】

一、评估

1. 患者的意识状态、年龄、病情、肠道清洁情况、心理状态情况。
2. 患者对肠镜检查的目的、重要性及注意事项的认知程度。
3. 药物过敏史。
4. 环境：温度、湿度适宜，有遮挡。

二、准备

1. 护士：着装整洁，洗手，戴口罩。
2. 物品：圆碗、弯盘、75%酒精纱布、干纱布、石蜡油、灭菌注射用水、注射器、祛泡剂、肠镜、光源主机、注水瓶、活检钳、肠镜注射针、圈套器、止血钛夹、尼龙绳套扎器、高频电切机、标本固定用物（标本纸、组织固定液）、床旁预处理用物（酶纱布、酶液），心电监护仪、吸氧设备、负压吸引装置，另各种急救药物及设备在备用状态。

3. 环境：清洁、舒适，室内温度适宜，关门保护患者隐私。

4. 患者：检查前1天半流质饮食，不食含纤维食物，检查前一晚按要求服用泻药清肠或清洁灌肠，检查日上午禁食。女性患者月经期避免检查，麻醉检查者检查前4小时禁饮水。

三、操作程序

表 6-2-1　电子肠镜检查操作程序

项目	步骤	要点及注意事项
操作前准备	1. 核对患者，了解药物过敏史、既往史、检查目的，排除检查禁忌证 2. 确认患者或家属已经签署检查和治疗同意书 3. 向患者说明检查方法及配合检查须注意的事项 4. 检查前更换内镜检查裤，麻醉检查者留置静脉通道接补液 5. 器械准备 （1）把肠镜与光源、吸引器、注水瓶连接好，注水瓶内装灭菌注射用水 （2）检查肠镜角度控制旋钮、注气、注水、吸引等功能是否正常 （3）采图系统登记确认，检查内镜图像是否正常 （4）在大方纱上倒适量石蜡油，润滑内镜后入镜 6. 协助患者取左侧卧位，双腿屈膝，头部略向前倾，解开衣领和裤带，麻醉检查者予面罩高流量吸氧、心电监护	• 准确查对患者，询问过敏史、既往史、服药史，了解肠道准备状况 • 注意盖被保暖
操作中配合	1. 操作方法 （1）单人插镜法：医师循腔进镜，随时感知插镜中的阻力，及时调整手法	• 遵守循腔进镜原则，视野中见到肠腔才能插镜，否则退拉一下再找肠腔

项目	步骤	要点及注意事项
操作中配合	（2）双人插镜法：医师调节内镜操作旋钮，护士持内镜循腔入镜。一般需要两名助手协助，一名助手插镜，另一助手协助活检、治疗等 2. 配合活检（方法同胃镜检查） 3. 将取出的组织放入有福尔马林的标本瓶，写上标识备送检 4. 配合黏膜染色、高频电切手术、止血等治疗 5. 检查结束退镜时，助手应手持酶液纱布将镜身外黏附的黏液、血迹擦掉	• 插镜时应无明显阻力，若有剧烈疼痛，忌盲目滑进和暴力插镜 • 术中如有出现腹痛不适，指导患者进行深呼吸，减轻症状 • 入镜遇到困难时，采用腹部手法按压、更换体位或内镜戴透明帽等方法
观察记录	1. 操作中留意清醒患者的主诉，有无头晕、胸闷、气促、腹痛、腹胀、呕吐等不适 2. 麻醉肠镜检查者，保持静脉通道通畅，尤其注意观察患者呼吸、血氧饱和度以及心率的变化，避免误吸，避免发生低氧血症等情况，出现异常时及时运用呼吸囊等急救设备进行急救	• 注意观察患者表情和病情变化，若出现腹痛、腹胀、腹部压痛、反跳痛等，应立即做腹部 X 光透视，如膈下有游离气体判断为消化道穿孔，应联系外科处理 • 麻醉检查者结束后观察 20～30 分钟，行走有力，无特殊不适，才可由家属协同离开医院
操作后整理	1. 内镜及附件按照《医疗器械临床使用管理办法（国家卫生健康委员会令第8号）》、WS 507-2016《软式内镜清洗消毒技术规范》进行再处理 2. 整理、记录、收费 3. 健康指导 4. 按照内镜标本管理流程登记送检标本	• 告知检查者无不适可以正常饮食 • 有进行内镜下治疗者按注意事项的要求饮食和活动

四、评价

1. 患者能说出检查目的，主动配合检查。

2. 患者在检查中无明显不适，观察病情及时，顺利完成检查。

3. 操作符合规范要求。

编写者：房小玲　甘丽美

修订者：邓秀梅　曾　讯

第三节　单（双）气囊小肠镜检查

【目的】

1. 明确诊断，如消化道出血查因、肿瘤、黏膜下肿物、血管病变、吸收不良综合征等。

2. 随访观察，如溃疡病、炎症性肠病治疗后复查等。

3. 用于治疗，如息肉切除术、止血术、胶囊取出术等。

【适应证】

1. 不明原因的消化道出血患者，经胃镜和结肠镜检查未能发现病变，临床怀疑有小肠疾病，特别是怀疑有小肠血管性病变出血者。

2. 不明原因贫血、消瘦和发热等，怀疑有小肠良、恶性肿瘤或增殖性病变。

3. 不明原因小肠梗阻。

4. 诊断和鉴别诊断克罗恩病或肠结核。

5. 不明原因的腹痛、腹泻或蛋白质丢失患者，经 X 线钡餐、胃镜和结肠镜检查未发现病变，或怀疑有小肠病变。

6. 已确诊小肠疾病治疗后复查。

7. 多发性息肉症候群。

8. 其他检查提示小肠存在器质性病变者。

9. 小肠内异物。

10. 术前诊断或手术时协助外科医师进行小肠检查。

【操作流程】

一、评估

1.患者的意识状态、年龄、病情、肠道清洁情况、心理状态、以往检查结果等情况。

2.患者对小肠镜检查的目的、重要性及注意事项的认知程度。

3.药物过敏史。

4.环境：温度、湿度适宜，有遮挡。

二、准备

1.护士：着装整洁，洗手，戴口罩。

2.物品： 常规物品准备同胃镜／肠镜检查；专科用物准备包括单（双）气囊小肠镜、气囊注气装置、二氧化碳装置、高频电装置、小肠镜外套管、小肠镜活检钳、小肠镜注射针、和谐夹、圈套器、尼龙绳等，附件长度≥2300cm。标本固定用物(标本纸、组织固定液)、床旁预处理用物（酶纱布、酶液），心电监护仪、吸氧设备、负压吸引装置，另各种急救药物及设备在备用状态。

3.环境：内镜室布局，温度及湿度适宜，清洁整齐，光线充足，关好门窗。

4.患者：检查前1天半流质饮食，不食含纤维食物，检查日上午禁食，术前4小时禁饮水。检查前一晚服用泻药清肠或清洁灌肠。女性患者月经期不宜检查。

三、操作程序

表 6-3-1　单（双）气囊小肠镜检查操作程序

项目	步骤	要点及注意事项
操作前准备	1.病人准备 （1）检查前核对患者基本信息，确认经口或经肛小肠镜检查，询问空腹时间及评估肠道清洁度，确认麻醉前禁食禁水4小时 （2）评估患者心肺功能、过敏史等，排除禁忌证，签署知情同意书，解释检查目的和大致过程，并交代检查中的注意事项，解除患者焦虑和恐惧心理以取得配合 （3）检查者留置静脉补液通道（18G留置针），接3～4个三通接头。经肛检查者更换内镜检查裤，经口检查者戴口垫 （4）予吸氧、心电监护，协助麻醉医生行气管插管或静脉注射麻醉药物	• 准确查对患者，询问过敏史、既往史、服药史，了解肠道准备状况

项目	步骤	要点及注意事项
操作前准备	2. 器械准备 （1）将小肠镜连接光源主机，测试内镜图像，检查小肠镜角度控制旋钮、注气、注水、吸引等功能是否正常 （2）检查小肠镜外套管并测试气囊注气、放气功能是否正常 （3）安装小肠镜外套管：把 20ml 橄榄油注入外套管，润滑外套管内壁后，在油方纱的协助下把小肠镜插入外套管内 （4）富士双气囊小肠镜在镜身前端多安装 1 个气囊，分别往气囊中注气，检查气囊的缩放功能	• 保持输液顺畅，留置针固定妥善
操作中配合	1. 操作方法 （1）单气囊小肠镜（以经口进镜为例） 1）内镜进入十二指肠水平段后 2）将未充气的外套管沿镜身滑至内镜前端 3）将外套管气囊充气，内镜、外套管与肠壁已相对固定，然后缓慢后拉内镜和外套管 4）将内镜缓慢向深部插入，直至无法进镜 5）重复上述充气、放气、滑行外套管和勾拉等动作，即可使镜身缓慢、均速进至小肠远端 （2）双气囊小肠镜（以经口进镜为例） 1）直视下送镜，当内镜进入十二指肠水平段后 2）将小肠镜的内镜气囊充气，使内镜头部不易滑动 3）然后将外套管沿镜身滑至内镜前部 4）随后将外套管气囊充气，此时两个气囊均已充气，内镜、外套管与肠壁已相对固定，然后缓慢拉直内镜和外套管，缩短肠管 5）接着将内镜气囊放气，操作者将内镜缓慢循腔进镜向深部插入，直至无法继续进镜 6）再依次将内镜气囊充气，使其与肠壁相对固定，并同时释放外套管气囊，外套管沿镜身前滑 7）如此重复上述充气、放气、推进外套管和向后牵拉操作，直至到达病灶	• 遵守循腔进镜原则，视野中见到肠腔才能插镜，否则退拉一下再找肠腔

75

项目	步骤	要点及注意事项
操作中配合	2. 小肠病理活检：检查活检钳的开闭情况，以抛物线式递给医生插入活检通道，遵医嘱在内镜直视下打开钳瓣，紧贴组织后即关闭，用酒精纱布包裹活检钳后抽出，防止黏液飞溅 3. 配合黏膜染色、高频电手术、止血等治疗 4. 检查结束退镜时，助手应手持酶液纱布将外套管及镜身外黏附的黏液、血迹擦掉	• 插镜时应无明显阻力，忌盲目滑进和暴力插镜
观察记录	1. 操作中严密监测患者生命体征，保持呼吸道通畅 2. 患者复苏护理：继续予患者吸氧及心电监护，直至患者完全恢复，做好交接班 3. 记录耗材使用情况，高值耗材做好条码管理	• 注意观察患者的消化道情况，有无外套管摩擦引起的出血等，配合医师及时处理 • 麻醉检查者结束后观察 20～30 分钟，生命体征稳定，无特殊不适，麻醉医师评估后方转运回病区
操作后整理	1. 内镜及附件按照《医疗器械临床使用管理办法（国家卫生健康委员会令第 8 号）》、WS 507-2016《软式内镜清洗消毒技术规范》进行再处理 2. 整理、记录、收费 3. 健康指导 4. 标本登记送检	—

四、评价

1. 患者能说出检查目的，主动配合检查。

2. 患者在检查中无明显不适，观察病情及时，标本顺利送检。

3. 操作符合规范要求。

编写者：房小玲　甘丽美
修订者：邓秀梅　曾　讯

第四节　超声胃镜检查

【目的】

1. 明确诊断，如消化道肿瘤、消化道黏膜下肿瘤、胆胰病变的性质等。

2. 随访观察，如溃疡病、食管静脉曲张治疗后、胃肠道手术后复查等。

3. 用于治疗，如超声胃镜引导下胰腺假性囊肿引流术等。

【适应证】

1. 消化道黏膜下肿物：判断肿瘤的层次、起源、大小、性质及侵犯程度及其与周围组织、血管壁外器官的关系。

2. 消化道肿瘤：判断其 TNM 分期或化疗效果。

3. 消化性溃疡：判断消化性溃疡的愈合与复发。

4. 胆胰疾病：如胆管梗阻、胆管癌、胰腺癌等。

5. 判断食管静脉曲张程度与栓塞治疗的效果。

6. 显示纵隔病变。

7. 超声胃镜下介入治疗，如注射药物、粒子植入等。

【操作流程】

一、评估

1. 患者的意识状态、年龄、病情、心理状态、药物过敏史、消化道准备等情况。

2. 患者对做超声胃镜检查的目的、重要性及注意事项的认知程度。

3. 实验室检查结果如出凝血等，抗凝血药物使用情况。

4. 以往胃镜、超声胃镜等检查结果。

5. 环境：温度、湿度，有遮挡。

二、准备

1. 护士：着装整洁，洗手，戴口罩。

2. 物品：咽部局麻药（利宁胶浆）、圆碗、弯盘、75% 酒精纱布、干纱布、灭菌注射用水、注射器、祛泡剂、一次性口垫、口水垫巾、纸巾、一次性手套、电子超声胃镜、超声水囊、注水瓶、注水管、光源主机、活检钳、标本固定用物

（标本纸、组织固定液）、床旁预处理用物（酶纱布、酶液），心电监护仪、吸氧设备、负压吸引装置，另各种急救药物及设备在备用状态。

3.环境：清洁、舒适，有遮挡。

4.患者：取左侧卧位。术前禁食 6 ～ 8 小时，已做钡餐检查者需待钡剂排空后再做超声胃镜检查。幽门梗阻患者应禁食 2 ～ 3 天，必要时术前洗胃。取出活动义齿。

三、操作程序

表 6-4-1　超声胃镜检查操作程序

项目	步骤	要点及注意事项
操作前准备	1.核对患者，了解药物过敏史、既往史、检查目的，排除检查禁忌证 2.确认患者或家属已经签署检查和治疗同意书 3.向患者说明检查方法及配合检查的注意事项 4.咽部麻醉，检查前 10 分钟按医嘱含服咽部局麻药 5.检查前 3 ～ 5 分钟按医嘱静脉注射咪唑安定 0.05mg/kg，行清醒镇静检查 6.器械准备 （1）超声内镜连接光源主机，测试超声及内镜图像，测试注水、注气、吸引功能是否正常 （2）超声内镜安装水囊，往水囊注水，吸尽水囊内的空气，检查水囊有无破损 （3）用 75% 酒精纱布将镜身擦拭一遍，弯曲部涂上润滑油待用 7.协助患者取左侧卧位，头部略向前倾，解开衣领和裤带，在患者头侧放置防渗漏垫巾，并打结成围兜状，叮嘱患者口水自然流出，勿吞咽	• 准确查对患者，询问过敏史 • 嘱患者要将麻药分多次吞服，不要一次吞服 • 注射要缓慢推注，如总量超过 3mg，则分 2 次给药；先静脉推注 3mg，如无特殊，1 分钟后再推注余量，肝肾、心肺功能不全者，年龄 > 70 岁检查者慎用，使用时遵医嘱执行 • 有活动义齿宜取出，嘱咐患者轻轻咬住牙垫，避免牙垫的脱落

项目	步骤	要点及注意事项
操作中配合	1. 医师单人插镜，护士站在患者身旁，叮嘱其口水自然流出，防止误吸和呛咳 2. 必要时配合活检（方法如胃肠镜活检术），使用可以通过 2.2 通道的活检钳 3. 将取出的组织放入有福尔马林的标本瓶，写上标识备送检 4. 检查结束退镜时，助手应手持酶液纱布将镜身外黏附的黏液、血迹擦掉，轻轻除去水囊	• 检查完毕医师尽量将水吸尽，以防术后因过多注水引起患者腹痛、腹胀等不适 • 固定好牙垫，避免牙垫吐出或脱落 • 操作中发现水囊破裂及时退镜更换 • 入镜和退镜时注意冻结超声图像
观察记录	1. 镇静检查者，保持静脉通道通畅，尤其注意观察患者呼吸、血氧饱和度以及心率的变化，避免误吸，避免发生低氧血症等情况，出现异常时及时运用呼吸囊等急救设备进行急救 2. 操作过程中观察患者有无牙垫脱出 3. 操作后观察有无腹痛、腹胀及上消化道出血的情况	• 防止患者因呕吐引起窒息
操作后整理	1. 内镜及附件按照《医疗器械临床使用管理办法（国家卫生健康委员会令第8号）》、WS 507-2016《软式内镜清洗消毒技术规范》进行再处理 2. 整理、记录、收费 3. 健康指导 4. 标本登记送检	• 告知患者可能出现短暂的咽痛及咽后壁异物感，不用紧张，不要反复用力咳嗽，以免损伤咽喉黏膜 • 无不适 1 小时以后可以进食

四、评价

1. 患者能说出检查目的，主动配合检查。

2. 患者在检查中无明显不适，观察病情及时，检查过程顺利。

3. 操作符合规范要求。

编写者：房小玲　甘丽美

修订者：邓秀梅　曾　讯

第五节　经内镜逆行胰胆管造影术（ERCP）

【目的】

1. 明确诊断：如显示胰胆管结构来诊断胆总管结石、胆道良恶性梗阻、胰腺占位等胆胰系统疾病。

2. 随访观察：如拔除支架等。

3. 用于治疗：如胆管或胰管造影术、十二指肠乳头切开术、十二指肠乳头气囊扩张术、胆胰管探条扩张术、胆管结石碎石术、球囊取石术、胆胰管支架放置术、鼻胆管引流术、活检术等。

【适应证】

1. 怀疑有胆管结石、肿瘤、炎症、寄生虫者或梗阻性黄疸且原因不明者。

2. 临床怀疑有胰腺肿瘤、慢性胰腺炎者或复发性胰腺炎（缓解期）原因不明者。

3. 胆囊切除或胆管手术后症状复发者。

4. 怀疑有十二指肠乳头或壶腹部炎症肿瘤或胆原性胰腺炎需驱除病因者。

5. 原因不明的上腹痛而怀疑有胆胰疾病者。

6. 怀疑有胆总管囊肿等先天性畸形及胰胆管汇流异常者。

7. 胰腺外伤后怀疑有胆胰疾病者。

8. 怀疑胰腺有先天性变异者。

9. 胆管手术怀疑有外伤者。

【操作流程】

一、评估

1. 患者的意识状态、年龄、病情、禁食禁水情况、心理状态、以往检查结果等情况。

2. 患者对内镜检查的目的、重要性及注意事项的认知程度。

3. 药物过敏史。

4. 环境及室内温度是否符合 ERCP 要求。

二、准备

1. 护士：着装整洁，洗手，戴口罩。

2. 物品。

（1）一般物品：灭菌圆碗、弯盘、75%酒精纱布、灭菌纱布、灭菌注射用水、注射器、祛泡剂、一次性口垫、口水垫巾、纸巾、一次性手套、电子十二指肠镜、注水瓶、光源主机、活检钳、标本固定用物（标本纸、组织固定液）、床旁预处理用物（酶纱布、酶液），心电监护仪、吸氧设备、负压吸引装置，另各种急救药物及设备在备用状态。

（2）药物准备：咽部局麻药、654-2、盐酸哌替啶、咪唑安定。造影剂：优维显和生理盐水按 1∶1 比例配置。

（3）设备准备：十二指肠镜连接光源主机并检查图像，测试注水、注气、负压吸引功能，电切机处于备用状态、DSA 设备处于开机状态，穿着防护用品（铅衣、铅围脖、铅眼镜等）、佩戴个人放射剂量章（包括内章和外章）。

（4）专科附件：切开刀、导丝、针状刀、扩张气囊、压力泵、取石球囊、取石网篮、碎石网篮、紧急碎石器、各种规格的胰胆管支架、鼻胆引流管等。

3. 标准 ERCP 室布局，温度及湿度适宜，清洁整齐，光线充足。

4. 患者。

（1）术前禁食、禁水 6～8 小时，建立静脉通道（首选右上肢），术前确认有无服用抗凝药物；核对患者基本信息及诊疗项目，检查前向患者说明检查的目的和大致过程，并交代术中注意事项，签署知情同意书。

（2）取俯卧位，头偏右侧，右肩垫高，保护会阴部，必要时取左侧卧位。

（3）取出活动义齿。

三、操作程序

表 6-5-1　ERCP 操作程序

项目	步骤	要点及注意事项
操作前准备	1. 了解各项检查：心电图、心肺功能、肝肾功能等情况，了解有无进食抗凝血药物，签署相关治疗同意书、麻醉同意书等 2. 在明确患者无药物过敏的前提下，检查前 10 分钟给患者含服咽部局麻药	• 准确查对患者，询问过敏史、既往史、服药史，了解肠道准备状况

项目	步骤	要点及注意事项
操作前准备	3. 协助患者取俯卧位，右肩垫一小枕，头偏向右侧，解开衣领，取出活动义齿，垫一次性防渗漏垫巾，打结成围兜状，以承接口腔流出的唾液或分泌物 4. 于检查前3～5分钟遵医嘱静脉注射咪唑安定，首剂不超过3mg、654-2、盐酸哌替啶等，达到镇静效果后入镜检查 5. 持续吸氧并心电监护 6. 麻醉检查者提前建立静脉留置针通道并接补液，平卧位放置气管插管后再摆俯卧体位	• 摆放体位时注意患者管道的整理，防脱出，体位改变时注意关节及肢体的配合，避免损伤或引起疼痛
操作中配合	1. 在插镜过程中密切观察患者的呼吸、面色等情况，同时不断向患者做简单解释，指导其深呼吸，不能吞下口水，让其自然流出 2. 检查中，观察患者口垫有无脱落，避免咬坏镜子 3. 配合医师进行内镜下操作，如在胆管或胰管留置导丝、造影、十二指肠乳头切开术、十二指肠乳头气囊扩张术、胆胰管探条扩张术、胆管结石碎石术、球囊取石术、胆胰管支架放置术、鼻胆管引流术、活检术等 4. 检查过程中密切观察患者生命体征、病情变化，以防意外 5. 必要时上好约束带以防坠床 6. 检查结束退镜时，助手应手持酶液纱布将镜身外黏附的黏液、血迹擦掉	• 患者体位摆放正确 • 两人核对、正确用药 • 注意无菌操作 • 熟练使用手术附件 • 拔出附件时用无菌方纱包裹活检钳，避免分泌物飞溅 • 镇静或麻醉检查者，保持静脉通道通畅，尤其注意观察患者呼吸、血氧饱和度以及心率的变化，避免误吸，避免发生低氧血症等情况，出现异常时及时运用呼吸囊等急救设备进行急救

项目	步骤	要点及注意事项
观察记录	1. 操作中严密监测患者生命体征，保持呼吸道通畅 2. 观察支架或引流管引流情况 3. 患者复苏护理：术后继续予患者吸氧及心电监护，直至患者完全恢复，做好交接班 4. 记录耗材使用情况，高值耗材做好条码管理	• 镇静患者：协助清洁口腔周围的黏液并摆平卧位，用车床转运到复苏室休息，病情观察 15～20 分钟，生命体征平稳后可转运回病区 • 麻醉患者：拔除气管插管后转复苏室吸氧、监测生命体征，由麻醉医生评估后方可转运回病区
操作后整理	1. 内镜及附件按照《医疗器械临床使用管理办法（国家卫生健康委员会令第8号）》、WS 507-2016《软式内镜清洗消毒技术规范》进行再处理 2. 做好术后标本的登记和送检 3. 整理、记录、收费 4. 健康指导	• 告知患者如有出现严重腹痛、腹胀、出血等要及时通知医生、护士 • 为患者做针对性的健康宣教（饮食、活动等），避免引流管脱落等

四、评价

1. 患者能说出检查目的，主动配合检查。

2. 患者在检查中无明显不适，观察病情及时，顺利完成检查。

3. 操作符合规范要求。

编写者：邓秀梅 曾讯

第七章 治疗性消化内镜专科护理技术操作规程

第一节 食管狭窄扩张术

【目的】

治疗上消化道狭窄，扩张狭窄段食管。

【适应证】

一般用于治疗食管、贲门狭窄，如炎性狭窄、术后吻合口狭窄、良性或恶性肿瘤性狭窄、外压性狭窄、烧伤后狭窄、食管动力性狭窄等。

【操作流程】

一、评估

1.患者的意识状态、年龄、病情、药物过敏史等情况。

2.患者对检查的目的、重要性及注意事项的认知程度以及签署知情同意书的情况。

3.环境：温度、湿度、清洁及隐蔽程度。

二、准备

1.护士：着装整洁，洗手，戴口罩。

2.物品：胃镜、软头硬导丝、金属夹、纱块、棉垫、医用口垫、润滑剂、注射器、治疗巾、剪刀、无菌注射用水、去甲肾上腺素、急救药品等。

3.环境：内镜室布局，温度及湿度适宜，清洁整齐，光线充足，关好门窗。

4.患者。

（1）术前禁食6～8小时，已做钡餐检查者须待钡剂排空后再做胃镜检查；幽门梗阻患者应禁食2～3天，必要时术前洗胃、排空大小便。

（2）取左侧卧位，双腿屈曲，松开衣领，戴口垫，垫好口水巾，麻醉、镇静患者给予吸氧、生命体征监测。

（3）取出活动义齿。

三、操作程序

表 7-1-1　食管狭窄扩张术操作程序

项目	步骤	要点及注意事项
操作前准备	1. 核对患者，了解禁忌证、药物过敏史 2. 嘱患者或家属签署手术同意书 3. 向患者说明检查目的及注意事项 4. 咽部麻醉，检查前10分钟遵医嘱口服局麻药 5. 检查前15分钟遵医嘱静脉注射咪达唑仑0.05mg/kg，行清醒镇静麻醉 6. 器械准备 （1）把胃镜与光源、吸引器、注水瓶连接好，注水瓶内装蒸馏水 （2）检查胃镜角度控制旋钮、注气、注水、吸引等功能是否正常 7. 协助患者取左侧卧位，头部略向前倾，解开衣领和裤带	• 准确查对患者，询问过敏史 • 嘱患者要将麻药分多次吞服，不要一次吞服 • 注射要缓慢推注，如总量超过3mg，则分2次给药；先静脉推注3mg，如无特殊，1分钟后再推注余量 • 有活动义齿宜取出，嘱咐患者轻轻咬住口垫，避免口垫脱落
操作中配合	1. 入镜观察消化道病变情况，选择合适的扩张器型号 2. 由活检孔道送入导丝，将导丝越过狭窄段 3. 医生退镜时保留固定导丝，待内镜退至体外，固定导丝，挂好内镜 4. 沿导丝穿入扩张器（外涂石蜡油），保持导丝张力。 5. 逐级扩张食管狭窄处，观察伤口撕裂情况，如无活动性出血、穿孔，退镜。 6. 操作过程中，严密观察患者病情，如有异常情况，应及时处置 7. 检查结束退镜时，护士应手持纱布将镜身外黏附的黏液、血迹擦拭干净	• 应逐级扩张食管 • 导丝引导探条插入时应固定、绷紧 • 扩张过程中鼓励、安慰患者 • 避免注气过多，引起呕吐 • 检查完毕术者尽量将水吸尽，以防术后因过多注水引起患者腹痛、腹胀等不适 • 固定口垫和扶镜，以防镜子滑出或者口垫脱落

项目	步骤	要点及注意事项
观察记录	1. 操作中观察患者反应及生命体征、有无呕吐 2. 操作后观察有无腹痛、腹胀及上消化道出血的情况	• 防止患者因呕吐引起窒息 • 出现腹痛、腹胀及上消化道出血的情况要继续观察或报告医生进行处理
操作后整理	1. 内镜及附件按照《医疗器械临床使用管理办法（国家卫生健康委员会令第8号）》、WS 507-2016《软式内镜清洗消毒技术规范》进行再处理 2. 整理、记录、收费、发报告 3. 健康指导	—

四、评价

1. 患者能说出检查、治疗目的，主动配合检查。

2. 治疗过程中鼓励、安慰患者，观察病情及时。

3. 操作符合规范要求。

编写者：李叶青　蓝文通

第二节　内镜下空肠营养管置入术

【目的】

1. 早期经肠内营养支持的首选方法。

2. 对胃肠动力障碍或食管反流等不适合的病人放置空肠营养管，用于胃肠减压和术后的营养支持。

3. 吞咽困难，意识障碍，不能正常进食，传统胃管放管时不能配合吞咽。

【适应证】

1. 无意识的病人：头部外伤、脑卒中。
2. 神经肌肉吞咽障碍：多发性硬化症、运动神经元病。
3. 上消化道梗阻：口咽或食管狭窄或者肿瘤。
4. 营养需求增加：囊性纤维化、烧伤。
5. 特殊治疗方法：重度急性胰腺炎、炎症性肠病、头部和颈部癌症手术后短期肠内营养。

【操作流程】

一、评估

1. 术前禁食、禁水 6 ~ 8 小时。
2. 核对患者基本信息、检查目的及要求，查看患者内镜及相关检查报告，了解现病史、既往史、适应证、禁忌证，了解生命体征。
3. 评估患者心肺功能、药物过敏史等，排除禁忌证。
4. 确认医生已进行术前谈话告知，患者及家属均已签署知情同意书。

二、准备

1. 护士：着装整洁，洗手、戴口罩，必要时佩戴面屏。
2. 用物：各种类型的营养管、异物钳 / 斑马导丝、胶布、石蜡油、方纱。
3. 环境：胃镜室布局，温度及湿度适宜，清洁整齐，光线充足。
4. 患者：术前禁食、禁水 6 ~ 8 小时，确认有无服用抗凝药物；核对患者基本信息及诊疗项目，检查前向患者说明检查的目的和大致过程，并交代术中注意事项，签署知情同意书。

三、操作程序

表 7-2-1　内镜下空肠营养管置入术操作程序

项目	步骤	要点及注意事项
操作前准备	1. 核对患者，注意禁忌证、药物过敏史 2. 确认患者或家属已签署手术同意书 3. 向患者说明检查目的及配合检查的注意事项 4. 咽部麻醉，检查前 10 分钟遵医嘱给予口服麻药 5. 操作前遵医嘱给予咪唑安定等药物 6. 患者为左侧卧位，戴口垫，垫好口水巾，心电监护，开通静脉通道，中流量面罩吸氧	• 准确核对患者身份 • 告知放置营养管的重要性，以取得患者配合 • 含服局麻药方法正确

项目	步骤	要点及注意事项
操作中配合	1.协助医生进镜，尽量吸尽胃腔内的液体，充分了解及评估胃内情况 2.选择合适的空肠营养管，用石蜡油润滑营养管 3.护士将空肠营养管从一侧鼻腔送入，在内镜直视的帮助下，送达胃腔内 4.从内镜活检通道插入异物钳，抓取营养管的末端，拉近至镜子前端，随镜子送入空肠上段，用异物钳把管向前推送，送达目标位置 5.在异物钳的辅助下，边固定营养管边退镜 6.记录刻度，并固定营养管于鼻翼处	• 石蜡油充分润滑营养管 • 异物钳抓持空肠营养管时，避免夹到胃黏膜 • 退镜时，注意营养管有无打折或拖出的情况 • 妥善固定空肠营养管，胶布使用粘度高、透气性的。 • 告知放置营养管的相关注意事项
观察记录	1.观察患者生命体征，有无呕吐、烦躁及血氧下降的情况 2.测量外露部分的长度，做好记录	• 防止患者因呕吐引起窒息 • 密切观察腹痛、腹胀及上消化道出血、穿孔等情况，若有及时报告医生，并配合处理
操作后整理	1.内镜及附件按照《医疗器械临床使用管理办法（国家卫生健康委员会令第8号）》、WS 507-2016《软式内镜清洗消毒技术规范》进行再处理 2.整理、记录、收费、发报告 3.健康指导	—

四、评价

1.患者或者家属能理解操作的目的。

2.患者在检查中无明显不适，空肠营养管到达指定位置，固定妥当。

3.操作符合规范要求。

编写者：邓秀梅　刘海娴

修订者：蓝文通

第三节　内镜直视下球囊扩张术

【目的】

借助内镜引出导丝放置扩张器，扩张狭窄的消化道管腔。

【适应证】

1.各种病因导致的消化道非活动性炎性狭窄者。

2.消化道术后吻合口狭窄者。

3.贲门失弛缓症、奥迪括约肌功能障碍者。

4.消化道瘢痕性狭窄者。

5.不能切除的晚期消化道肿瘤的姑息性扩张。

6.消化道发育异常者，如食管环。

7.异物或结石引起的狭窄。

【操作流程】

一、评估

1.患者的意识状态、年龄、病情、药物过敏史等情况。

2.患者对检查的目的、重要性及注意事项的认知程度。

3.环境：温度、湿度适宜。

二、准备

1.护士：着装整洁，洗手，戴口罩。

2.物品：治疗碗、弯盆、75% 乙醇方纱、注射器、一次性手套、胃镜、光源主机、活检钳、细胞刷以及必要的各种治疗器械。此外，还应准备表面麻醉剂、各种急救药品（备用）以及内镜消毒设备。

3. 环境：内镜室布局，温度及湿度适宜，清洁整齐，光线充足，关好门窗。

4. 患者。

（1）术前禁食 6～8 小时，已做钡餐检查者须待钡剂排空后再做胃镜检查；幽门梗阻患者应禁食 2～3 天，必要时术前洗胃、排空大小便。

（2）取左侧卧位，戴口垫，垫好口水巾，麻醉、镇静患者给予吸氧、生命体征监测。

（3）取出活动义齿。

三、操作程序

表 7-3-1　内镜直视下球囊扩张术操作程序

项目	步骤	要点及注意事项
操作前准备	1. 操作者准备：着装整洁，洗手、戴口罩，必要时戴面屏 2. 用物准备 胃镜、软头硬导丝、扩张球囊、金属夹、纱块、棉垫、医用口垫、润滑剂、注射器、治疗巾、剪刀、无菌注射用水、去甲肾上腺素、急救药品等 3. 术前评估 （1）了解患者的一般情况，如全身重要脏器的功能，完善常规检查，尤其是出凝血功能 （2）了解患者病情，包括现病史、既往史、过敏史等 （3）向患者及家属说明手术的目的、方法、并发症等，以取得患者及家属的理解和配合，并签署手术同意书 4. 一般护理 （1）向患者解释说明检查的目的及大致过程，交代术中注意事项 （2）给予患者口服咽部局麻药 （3）患者为左侧卧位，戴口垫，垫好口水巾，麻醉、镇静患者给予吸氧、生命体征监测	• 准确查对患者，询问过敏史 • 嘱患者要将麻药分多次吞服，不要一次吞服 • 注射要缓慢推注，如总量超过 3mg，则分 2 次给药；先静脉推注 3mg，如无特殊，1 分钟后再推注余量 • 有活动义齿宜取出，嘱咐患者轻轻咬住口垫，避免口垫脱落
操作中配合	1. 通过活检孔道置软头硬导丝，保留导丝在胃腔内，用交换法退镜 2. 胃镜前端退出口腔时助手将导丝抓紧，直至胃镜完全退出，留下导丝 3. 抽尽囊内气体，予球囊表面涂抹石蜡油，沿导丝送入球囊扩张器，然后再次进镜，在内镜直视下将球囊中部送入贲门狭窄处后助手向球囊中缓慢注入无菌水	• 必要时协助镜面的注水冲洗 • 镜面冲洗有按压胃镜操纵部注水和注射器注水两种方法

续表

项目	步骤	要点及注意事项
操作中配合	4.同时用力抓住球囊导管，防止球囊滑动，始终使球囊中央位于贲门狭窄口 5.扩张时保持球囊有一定张力（具体压力值根据患者耐受情况做适当调整）维持1~3分钟，休息2~3分钟后再次扩张 6.反复扩张2~3次，扩张结束后，抽尽球囊内的液体，依次退出胃镜、球囊及导丝，再次进镜仔细观察撕裂程度及出血情况	• 检查完毕术者尽量将水吸尽，以防术后因过多注水引起患者腹痛、腹胀等不适 • 固定口垫和扶镜，以防镜子滑出或者口垫脱落
观察记录	1.操作中观察患者反应、生命体征、有无呕吐 2.注水过程中随时观察患者有无口垫脱出 3.操作后观察有无腹痛、腹胀及上消化道出血的情况	• 防止患者因呕吐引起窒息 • 出现腹痛、腹胀及上消化道出血的情况要继续观察或报告医生进行处理
操作后整理	1.内镜及附件按照《医疗器械临床使用管理办法（国家卫生健康委员会令第8号）》、WS 507-2016《软式内镜清洗消毒技术规范》进行再处理 2.整理、记录、收费、发报告 3.健康指导	—

四、评价

1.患者能说出检查、治疗目的，主动配合检查。

2.患者在检查治疗中无明显不适，观察病情及时。

3.操作符合规范要求。

编写者：李叶青　蓝文通

第四节 内镜下消化道支架置入术

【目的】

治疗患者消化道梗阻或者狭窄，用于重建患者消化道畅通功能。

【适应证】

1. 无法切除的原发性、复发性的癌性消化道狭窄者。

2. 无法耐受手术的晚期癌性消化道狭窄者。

3. 恶性组织浸润或压迫所致的消化道狭窄者。

4. 良性消化道狭窄者。

5. 急性癌性梗阻，如急性结直肠癌梗阻者。

6. 恶性梗阻性黄疸，术前减黄及晚期患者的姑息性治疗者。

7. 术后吻合口瘘，如术后胆瘘者。

8. 食管气管瘘，结直肠癌合并肠瘘、胰瘘者。

9. 胆管结石，如巨大结石内镜取石碎石不成功者。

10. 胆管引流，如急性胆管炎不适合取石患者的临时引流。

11. 胰腺的假性囊肿、胰腺分裂症、胰源性腹水及慢性胰腺炎合并胰管结石者。

12. 拒绝肠造口，同意或要求支架治疗者。

【操作流程】

一、评估

1. 患者的意识状态、年龄、病情、药物过敏史等情况。

2. 患者对检查的目的、重要性及注意事项的认知程度。

3. 环境：温度、湿度、清洁及隐蔽程度。

二、准备

1. 护士：着装整洁，洗手，戴口罩。

2. 物品：按需准备治疗耗材、注射用水、支架、异物钳、导丝、止血夹、纱块、棉垫、医用咬口、润滑剂、注射器、治疗巾、剪刀。

3. 环境：内镜室布局，温度及湿度适宜，清洁整齐，光线充足，关好门窗。

4. 患者。

（1）术前禁食 6～8 小时，已做钡餐检查者须待钡剂排空后再做胃镜检查；幽门梗阻患者应禁食 2～3 天，必要时术前洗胃、排空大小便。

（2）取左侧卧位，双腿屈曲，松开衣领，戴口垫，垫好口水巾，麻醉、镇静患者给予吸氧、生命体征监测。

（3）取出活动义齿。

三、操作程序

表 7-4-1　内镜下消化道支架置入术操作程序

项目	步骤	要点及注意事项
操作前准备	1. 核对患者，注意禁忌证、药物过敏史 2. 确认患者或家属已签署手术同意书 3. 向患者说明检查目的及配合检查的注意事项 4. 咽部麻醉，检查前 10 分钟遵医嘱给予口服局麻药 5. 用物准备：注射用水、支架、异物钳、导丝、止血夹、纱块、棉垫、医用口垫、润滑剂、注射器、治疗巾、剪刀等 6. 取左侧卧位，戴口垫，垫好口水巾，麻醉、镇静患者给予吸氧、生命体征监测	• 准确查对患者，询问过敏史 • 嘱患者要将麻药分多次吞服，不要一次吞服 • 注射要缓慢推注，如总量超过 3mg，则分 2 次给药；先静脉推注 3mg，如无特殊，1 分钟后再推注余量 • 有活动义齿宜取出，嘱咐患者轻轻咬住口垫，避免口垫脱落
操作中配合	1. 协助医生入镜，观察消化道病变情况，选择合适的支架 2. 由活检孔道送入导丝，将导丝越过病灶段 3. 医生退镜时保留固定导丝，待内镜退至体外 4. 固定导丝，挂好内镜 5. 沿导丝穿入支架置入器（外涂石蜡油），保持导丝张力 6. 协助医生进行支架标记、缓慢释放支架，配合医生调整支架位置 7. 观察支架位置的膨胀情况，位于目标位置，退镜 8. 操作过程中，严密观察患者病情，如有异常情况，应及时处置	• 插入内镜前注意导丝的方向 • 病变长度测量准确 • 导丝放置深度尽量偏长 • 释放支架步骤正确到位 • 视野保持稳定、清晰 • 检查完毕术者尽量将水吸尽，以防术后因过多注水引起患者腹痛、腹胀等不适 • 固定口垫和扶镜，以防镜子滑出或者口垫脱落

续表

项目	步骤	要点及注意事项
观察记录	1. 操作中观察患者反应、生命体征、有无呕吐 2. 注水过程中随时观察患者有无口垫脱出 3. 操作后观察有无腹痛、腹胀及上消化道出血的情况	• 防止患者因呕吐引起窒息 • 出现腹痛、腹胀及上消化道出血的情况要继续观察或报告医生进行处理
操作后整理	1. 内镜及附件按照《医疗器械临床使用管理办法（国家卫生健康委员会令第8号）》、WS 507-2016《软式内镜清洗消毒技术规范》进行再处理 2. 整理、记录、收费、发报告 3. 健康指导	—

四、评价

1. 患者能说出检查、治疗目的，主动配合检查。

2. 患者在检查治疗中无明显不适，观察病情及时。

3. 操作符合规范要求。

编写者：李叶青　蓝文通

第五节　上消化道异物取出术

【目的】

通过内镜下治疗，取出上消化道难以自然排出的任何异物。

【适应证】

上消化道内的任何异物，凡自然排出有困难，尤其是较大而锐利的异物、不规则硬性异物及有毒异物更应积极试取。

【操作流程】

一、评估

1.患者的意识状态、年龄、病情、药物过敏史等情况。

2.患者对检查的目的、重要性及注意事项的认知程度。

3.环境：温度、湿度、清洁及隐蔽程度。

二、准备

1.护士：着装整洁，洗手，戴口罩。

2.物品准备：一般用物同胃镜检查；专科用物包括圈套器、网篮、异物钳（鼠齿钳、鳄齿钳、网型异物钳、三爪型钳等）、机械碎石器、内镜专用手术剪、先端透明帽、止血夹子、金属支架等。

3.环境：内镜室布局，温度及湿度适宜，清洁整齐，光线充足，关好门窗。

4.患者：术前禁食、禁水 6 ~ 8 小时，做好患者术前评估，排除禁忌证，评估患者心肺功能、药物过敏史及相关 X 线片报告了解异物性质、大小、形态等。向患者和家属讲解治疗目的、方法、并发症及风险和术中配合要点，必要时进行呼吸训练、心理疏导，缓解紧张情绪，取得患者及家属的理解和配合，并确认患者和家属已签署知情同意书。取左侧卧位。取出活动义齿。

三、操作程序

表 7-5-1 上消化道异物取出术操作程序

项目	步骤	要点及注意事项
操作前准备	1.核对患者，注意禁忌证、药物过敏史 2.向患者说明治疗的目的及配合治疗的注意事项 3.术前禁食、禁水 6 ~ 8 小时，确认医生与患者及家属已进行术前谈话并签署知情同意书 4.咽部麻醉，检查前 10 分钟遵医嘱予口服局麻药和祛泡剂（麻醉检查者除外），予心理疏导，缓解患者紧张情绪 5.协助患者取左侧卧位，解开衣领和裤带，取出活动义齿。给患者戴口垫，并垫以一次性防渗漏垫巾，打结成围兜状，以承接口腔流出的唾液或呕吐物 6.正确安装内镜先端帽，调试内镜角度、注气注水、图像等功能在备用状态	• 准确查对患者，询问过敏史 • 取异物前、后让患者拍 CT 片，防止穿孔 • 有活动义齿宜取出，嘱咐患者轻轻咬住牙垫，避免牙垫脱落 • 操作前应备好止血钳或卵圆钳，如异物掉入口中，可及时夹出防止误吸

项目	步骤	要点及注意事项
操作中配合	1. 麻醉、镇静患者给予吸氧、生命体征监测 2. 协助医生进镜，吸尽胃腔内的液体，充分暴露异物，评估异物的大小及形态、位置，有无伴发溃疡及出血 3. 不同异物类型取出配合：单个短棒形异物、条形异物可用圈套器取出；单个扁平型异物、鱼骨、鸡骨、硬币、小刀、啤酒瓶盖、金属像章等，可用鳄齿钳、橡皮头型钳、网篮取出；球形异物如果核、胃石、玻璃球、纽扣电池等，此类异物表面光滑，钳取、套取均较困难，因此选用篮型取石器或网兜型取物器较适宜，若该类异物较大，需先在食管、胃内切割后再取或让其自行排出 4. 手术后吻合口残留缝线取出配合：吻合口残留缝线可长期存在不腐败，刺激胃黏膜形成溃疡及出血，拆线时用缝线剪刀切器或外科剪刀沿黏膜面剪掉残余缝线，残端任其退缩至黏膜下即可，切忌强行拉扯，防止肌层撕裂伤 5. 锐利异物取出配合：食管胃内多个、长形尖锐、多形、带钩异物给治疗带来困难，可先上口咽食管套管，然后反复多次进镜取异物达到一次性取出多个异物的效果，避免反复插镜造成咽喉部水肿或撕裂；还可延长异物与内镜先端部的距离，避免异物损伤镜面 6. 已有嵌顿的异物取出配合：对于已有嵌顿的异物是否能取出，首先排除无穿透伤及大的动脉，其次排除急性穿孔，方可轻微操作，仔细观察试取 7. 有出血、穿孔等并发症时，及时协助止血、缝合穿孔、放置支架等处理 8. 操作过程中，严密观察患者病情，如有异常情况，应及时处置 9. 退镜时助手手持纱布清理镜子上残留的黏液或血液	• 夹取异物过程中应注意力度，防止损伤黏膜，抓取过程中应牢固，防止异物在咽部入口脱落 • 如怀疑已经穿孔应及时与外科联系，待患者入院后在手术室行异物取出术 • 如异物损伤主动脉弓，在取出异物后会发生大出血，此时由外科进行手术治疗
观察记录	1. 操作中观察患者反应、生命体征、有无呕吐 2. 操作后观察有无腹痛、腹胀、出血、穿孔的情况，及时报告医生	• 防止患者因呕吐引起窒息

续表

项目	步骤	要点及注意事项
操作后整理	1. 内镜及附件按照《医疗器械临床使用管理办法（国家卫生健康委员会令第8号）》、WS507-2016《软式内镜清洗消毒技术规范》进行再处理 2. 收费与整理：按规定进行收费，检查间的收拾整理同胃镜检查 3. 患者护理：做好镇静患者、麻醉患者的复苏护理；给予患者针对性的健康宣教（饮食、活动等）。所取的若为贵重或特殊物品应妥善清洗保管，并交还患者及其家属	• 严格按照内镜清洁、消毒操作制度进行，消毒与未消毒胃镜要明确分区放置

四、评价

1. 异物成功取出。

2. 患者在检查中无明显不适，观察病情及时。

3. 操作符合规范要求。

编写者：杨群　文清德

第六节　内镜下氩气治疗术（APC）

【目的】

内镜下氩气治疗术（APC）是借助氩离子束的电传导将高频电能量传递至目标组织的一种止血方法，是对高频电凝固技术的改良。

【适应证】

1. 可用于肿瘤性病变，如消化道微小或扁平生长的肿物、肿物高频电圈套切除术后残余组织、向腔内生长的肿物、早期癌肿等。

2. 出血性病变，如溃疡及糜烂、血管畸形及肿瘤溃烂，尤其是大面积渗血性病变。

3. 良恶性狭窄及堵塞支架的再通。

4. 巴雷特食管。

【操作流程】

一、评估

1.患者的意识状态、年龄、病情、药物过敏史、既往史、治疗经过、内镜及相关检查结果等。

2.患者的凝血功能，7天内是否服用过抗凝血药物（阿司匹林、波立维、华法林等）。

3.患者消化道准备情况。

二、准备

1.护士：着装整洁，洗手，戴口罩。

2.物品：常规物品准备同胃镜检查，专科用物准备包括治疗内镜、自动冲水装置、氩气管（备用状态）、具有APC功能的电切机、同型号的氩气刀软管、电极贴、透明帽、治疗车（铺无菌治疗巾）等，所有设备经调试功能正常。

3.环境：内镜室布局，温度及湿度适宜，清洁整齐，光线充足，关好门窗。

4.患者：术前禁食6～8小时，留置静脉通道，已做钡餐检查者须待钡剂排空；幽门梗阻患者应禁食2～3天，下消化道手术者需做肠道准备。

三、操作程序

表 7-6-1 APC 操作程序

项目	步骤	要点及注意事项
操作前准备	1.核对患者，注意禁忌证、药物过敏史 2.嘱患者或家属签署手术同意书 3.向患者说明检查目的及配合检查须注意的事项 4.局麻者：检查前10分钟遵医嘱给予利宁胶浆含服2分钟，行咽部局麻，检查开始前遵医嘱静脉推注局麻药，予患者吸氧及心电监护 5.全麻者，协助麻醉医师进行麻醉 6.器械准备：准确安装好内镜、透明帽、附送水装置及二氧化碳装置，并测试内镜角度、注气注水功能 7.患者摆左侧卧位，贴电极板，给上消化道手术者戴口垫	• 双人核对所需药物 • 检查所有用物的有效期 • 所有设备仪器，性能完好，处于备用状态 • 术前确认有无服用抗凝药物 • 核对患者基本信息及诊疗项目，检查前向患者说明检查的目的和大致过程，并交代术中注意事项，签署知情同意书 • 术中监测生命体征 • 在肌肉丰富的部位粘贴负极板

项目	步骤	要点及注意事项
操作中配合	1.患者口服祛泡剂、戴口垫（肠镜患者需更换检查裤）、摆好体位（常规左侧卧位）、连接心电监护（必要时吸氧）、再次解释检查目的和大致过程、解除患者焦虑和恐惧心理 2.体外预实验 （1）将电极贴贴于肌肉丰富处，直到指示灯变绿 （2）连接电源，打开电切机，并调节至APC模式，设置氩气流量1～4L/min （3）连接氩气刀软管，打开氩气管阀门，按压预冲键，排尽氩气刀软管内的气体 （4）将氩气软管对准酒精纱块或止血钳，脚踩蓝色踏板开关，每次1～3秒，氩气刀软管前端产生短暂的蓝色火花同时有少量无味烟雾，证明处于备用状态 3.术中配合 （1）将备用状态的氩气刀软管递给医生，内镜下见软管黑色圈即可使用 （2）内镜下充分暴露病灶后调整最佳角度，建议刀头与组织应保持30°～60°的角度，协助医生脚踩蓝色踏板，对病灶进行氩气治疗，每次喷发时间持续1～3秒，喷头与组织的最佳距离为0.5cm，治疗部位表面泛白、泛黄甚至发黑；缓慢匀速移动，调整治疗部位，直至达到治疗目的	• 术中及时清理刀头和管腔内的粘连物，以免刀头堵塞影响功能 • 操作过程中，严密监测生命体征，保持呼吸道通畅，防窒息，必要时吸痰
观察记录	1.术后转复苏室吸氧及进行心电监护并详细交班 2.询问患者有无胃肠道的不适（胃痛、腹胀、腹痛等） 3.告知患者氩气治疗的注意事项，指导患者术后注意休息、进食流质饮食，暂时禁食蔬菜、水果，避免剧烈运动3天，进行健康宣教 4.如有出现严重腹痛、腹胀、出血要及时就诊，定期复查	—

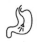

续表

项目	步骤	要点及注意事项
操作后整理	1. 内镜及附件按照《医疗器械临床使用管理办法（国家卫生健康委员会令第8号）》、WS 507-2016《软式内镜清洗消毒技术规范》进行再处理 2. 整理、记录、收费、发报告 3. 健康指导	• 垃圾分类处理

四、评价

1. 患者能说出检查目的，主动配合检查。

2. 患者在检查中无明显不适，观察病情及时，治疗过程顺利。

3. 操作符合规范要求。

编写者：蒋雪丽　邓秀梅

第七节　经皮胃镜下胃造瘘术（PEG）

【目的】

1. 解决因各种原因而不能进食且不适合手术的患者的进食问题，极大限度地延长患者生命。

2. 腹部手术后的胃肠减压。

【适应证】

1. 食道梗阻患者（如肿瘤或食道狭窄）、因神经系统或脑部疾病无法自行经口进食而胃肠功能正常的患者。

2. 食管良性狭窄患者，可行暂时性胃造瘘术作为准备，以利于后续手术或扩张治疗。

3. 某些特殊的腹部大手术患者，术后行暂时性胃造瘘术，早期用以减压，以后可用以喂食，帮助患者康复。

【操作流程】

一、评估

1.患者的意识状态、年龄、病情，药物过敏史、凝血功能及相关报告。

2.有无禁忌证，如严重的心肺功能不全、严重的腹腔感染；晚期肿瘤患者有大量腹水无法控制。

3.患者或家属对检查的目的、重要性及注意事项的认知程度。

二、准备

1.护士：着装整洁，洗手，戴口罩。

2.用物。常规用物：口垫，灭菌注射用水、祛泡剂、30ml注射器、酒精方纱、无菌圆碗、餐巾纸、床旁预处理用物等。胃造瘘用物准备：胃造瘘套装、无菌手套、安尔碘、棉签、10ml注射器、利多卡因1支。

3.患者：禁食6～8小时，查看凝血功能及相关报告，确认签署知情同意书，解释检查目的和大致过程，并交代术中注意事项，解除患者焦虑和恐惧心理以取得配合。

三、操作程序

表 7-7-1　PEG 操作程序

项目	步骤	要点及注意事项
操作前准备	1.核对患者，注意禁忌证、药物过敏史 2.确认患者或家属已签署手术同意书 3.向患者说明检查目的及配合检查的注意事项 4.根据患者病情含服或喷洒咽部局麻药 5.向患者及家属说明检查目的及配合检查需注意的事项 6.戴口垫，取左侧卧位，给予吸氧、心电监护	• 准确核对身份 • 备好双负压吸引系统及抢救设备
操作中配合	1.胃镜常规检查后，协助患者由左侧卧位转为仰卧位，暴露腹部，双脚屈曲 2.关室内灯光，内镜调至强光模式，腹壁外寻找光源 3.找到腹壁穿刺点，用记号笔在穿刺点做好标记	• 操作过程注意无菌操作 • 保持呼吸道通畅

项目	步骤	要点及注意事项
操作中配合	4. 协助医生给穿刺点周围的皮肤消毒，铺巾及局部麻醉 5. 传递手术刀切开皮肤 0.5cm，套管针垂直穿刺 6. 当刺入胃壁后拔出针芯，递环形导丝沿套管送入胃腔 7. 协助内镜医生在胃镜直视下用圈套器将导丝拉紧，连同胃镜一并退出，将造瘘管尾端的钢丝圈与环行导丝连接套牢，将腹壁的环形导丝轻轻垂直提拉使造瘘管穿过胃腔至体外 8. 协助医生固定造瘘管，剪除造瘘管尾端，安装卡扣，连接 Y 形接口 9. 协助医生用无菌纱布覆盖伤口，并妥善固定，严防脱落、移位	• 造瘘管蘑菇头贴紧胃壁，松紧适宜 • 造瘘管尾端钢丝圈与环行导丝用外 "8" 手法 • 操作结束后检查伤口有无渗血
观察记录	1. 术中监测：严密监测患者生命体征，保持呼吸道顺畅，防窒息，必要时吸痰 2. 记录造瘘管位于腹壁外的刻度	• 防止患者因呕吐引起窒息
操作后整理	1. 内镜及附件按照《医疗器械临床使用管理办法（国家卫生健康委员会令第 8 号）》、WS 507-2016《软式内镜清洗消毒技术规范》进行再处理 2. 整理、记录、收费、发报告 3. 健康指导	—

四、评价

1. 患者或家属能理解留置胃造瘘管的目的，主动配合治疗。

2. 患者在检查治疗中无明显不适，观察病情及时。

3. 操作符合规范要求。

编写者：刘海娴

修订者：蓝文通　邓秀梅

第八节　内镜下胃碎石术

【目的】

内镜下对胃石进行切割粉碎，以利于其排出。

【适应证】

治疗进食某种物质后不能消化排空、积聚在胃内逐渐形成的固体性结块，以及既不能被消化，也不易通过幽门的胃碎石。

【操作流程】

一、评估

1. 患者的意识状态、年龄、病情、药物过敏史等情况。
2. 患者对检查的目的、重要性及注意事项的认知程度。
3. 环境：温度、湿度适宜，有遮挡。

二、准备

1. 护士：着装整洁，洗手，戴口罩。
2. 物品：普通上消化道内镜必备的物品、监护仪、吸引器、治疗配件（内镜下胃碎石器及加压手柄、内镜下碎石圈套内芯、不同型号大小的网兜，亦可准备碎石网篮等）。此外，还应准备表面麻醉剂、内镜消毒设备。
3. 环境：内镜室布局，温度及湿度适宜，清洁整齐，光线充足，关好门窗。
4. 患者：术前禁食、禁水 6 ~ 8 小时；取左侧卧位；取出活动义齿。

三、操作程序

表 7-8-1　内镜下胃碎石术操作程序

项目	步骤	要点及注意事项
操作前准备	1. 护士要求：着装整洁，洗手、戴口罩，跟据疫情情况穿戴防护用品 2. 核对患者基本信息、检查目的及要求，查看患者内镜及相关 X 线片报告，了解结石部位、大小、形态等	• 准确查对患者，询问过敏史

消化内镜专科护理常规及操作规程

项目	步骤	要点及注意事项
操作前准备	3.评估患者心肺功能、药物过敏史、核酸检测结果等，排除禁忌证 4.确认医生已进行术前谈话告知，患者及家属均已签署知情同意书，向患者解释说明检查的目的及大致过程，交代术中注意事项 5.给患者口服咽部局麻药、祛泡剂（麻醉者除外）	• 嘱患者要将麻药分多次吞服，不要一次吞服 • 有活动义齿宜取出，嘱咐患者轻轻咬住牙垫，避免牙垫脱落
操作中配合	1.患者为左侧卧位，戴口垫，垫好口水巾，麻醉、镇静患者给予吸氧、生命体征监测 2.协助医生进镜，吸尽胃腔内的液体，充分暴露结石，评估结石的大小及形态、位置，观察有无伴发溃疡及出血 3.根据结石的大小和形态选择适当大小的碎石圈套内芯 4.将碎石圈套内芯的钢丝插入胃碎石器鞘管至加压手柄内并锁紧，将胃碎石器的鞘管与加压手柄连接并锁紧 5.旋转加压手柄，打开和收紧碎石圈套器，确保碎石装置安装稳固并可正常使用 6.收好碎石圈套器，医生将其经内镜活检通道送入胃腔，确认好圈套部位后（一般是胃石中间腰部），匀速打开碎石圈套器，套取胃石，收紧胃碎石器，逆时针旋转加压手柄，开始碎石，直至胃石被完全切割开，继续重复此流程，直至胃石被切割成较小的块状，至少小于2cm，以利于排出，避免肠梗阻的发生，必要时用网兜将切割后的胃石块分次取出 7.碎石圈套内芯套取一次后容易变形，必要时需退出体外，更换新的碎石圈套内芯后再继续进入套取并碎石 8.操作过程中，严密观察患者病情，如有异常情况，应及时处置	• 检查完毕术者尽量将水吸尽，以防术后因过多注水引起患者腹痛、腹胀等不适 • 密切观察患者生命体征，若有病情变化，立即报告医生

续表

项目	步骤	要点及注意事项
观察记录	观察有无腹痛、腹胀的情况，若有，及时报告医生	• 防止患者因呕吐引起窒息 • 出现腹痛、腹胀的情况要继续观察或报告医生进行处理
操作后整理	1. 内镜及附件按照《医疗器械临床使用管理办法（国家卫生健康委员会令第8号）》、WS507-2016《软式内镜清洗消毒技术规范》进行再处理 2. 按规定进行收费，检查间的收拾整理同胃镜检查 3. 做好镇静患者、麻醉患者的复苏护理 4. 给予患者针对性的健康宣教（饮食、活动、病情观察、复诊时间等）	• 严格按照内镜清洁、消毒操作制度进行，消毒与未消毒胃镜要明确分区放置

四、评价

1. 碎石成功。

2. 患者在检查中无明显不适，观察病情及时。

3. 操作符合规范要求。

编写者：杨群　文清德

第九节　非静脉曲张急性上消化道出血内镜下治疗

【目的】

治疗非静脉曲张性出血，如消化性溃疡、应激性溃疡、炎症、黏膜病变、贲门黏膜撕裂、胃食管肿瘤、血管异常，以及用于内镜治疗后（如息肉切除术后、十二指肠乳头切开术后出血）等。

【适应证】

1.除以下禁忌证外，其他局灶性出血均是内镜下治疗的适应证。

2.禁忌证：大量漏出性出血，如主动脉—食管瘘、主动脉—十二指肠瘘。弥漫性黏膜病变，如巨大血管瘤、弥漫性毛细血管瘤。出血合并大穿孔，如十二指肠球部溃疡穿孔出血。食管、胃或十二指肠大动脉（器官滋养动脉）破裂出血。急性化学腐蚀性损伤或烧伤合并出血。精神病患者不能合作者或体质极度衰弱者。

【操作流程】

一、评估

1.患者的意识状态、年龄、病情、药物过敏史、既往史、治疗经过等情况。

2.患者对检查的目的、重要性及注意事项的认知程度。

3.环境：温度、湿度、清洁及隐蔽程度。

4.患者的消化道准备情况。

二、准备

1.护士：着装整洁，洗手，戴口罩。

2.物品：常规物品准备同胃镜检查，专科用物准备包括治疗内镜、止血用品（氩气刀凝固系统、高频电凝装置等）、治疗配件（局部注射针、止血夹、透明帽、止血粉等）、药品（口服局麻药、去甲肾上腺素等）、附送水装置（注水泵、注水管、灭菌用水等）、急救车（包括气管插管、急救药品等）、监护仪。

3.环境：内镜室布局，温度及湿度适宜，清洁整齐，光线充足，关好门窗。

4.患者：术前禁食6～8小时，留置静脉通道（首选右上肢），持续心电监护，取左侧卧位，头偏向右侧。

三、操作程序

表 7-9-1　非静脉曲张急性上消化道出血内镜下治疗操作程序

项目	步骤	要点及注意事项
操作前准备	1.核对患者，注意禁忌证、药物过敏史 2.确认患者和家属已签署治疗同意书 3.向患者说明检查目的及配合检查须注意的事项	• 准确查对患者，询问过敏史

项目	步骤	要点及注意事项
操作前准备	4. 咽部麻醉，检查前 10 分钟按医嘱含服达克罗宁或利宁胶浆麻醉润滑 5. 器械准备 （1）选择可注水治疗胃镜，把胃镜与光源、吸引器、注水瓶连接好，注水瓶内装蒸馏水 （2）检查胃镜角度控制旋钮、注气、注水、吸引等功能是否正常，附送水装置、高频电凝装置是否在备用状态 6. 协助患者取左侧卧位，头部略向前倾，解开衣领，带好口垫，垫好一次性垫巾或黄色医疗垃圾袋	• 嘱患者要将麻药分多次吞服，不要一次吞服 • 注射要缓慢推注，如总量超过 3mg，则分 2 次给药；先静脉推注 3mg，如无特殊，1 分钟后再推注余量 • 有活动义齿宜取出，嘱咐患者轻轻咬住牙垫，避免牙垫脱落
操作中配合	1. 予心电监护，密切观察患者生命体征 2. 协助医生进镜，吸尽胃腔内的液体，充分暴露视野 3. 对于大出血致出血性休克患者，应立即建立有效的双通路静脉输液，保证液量，并且配合医生做好吸氧、吸痰、止血、扩容等抢救措施 4. 操作过程中引导患者缓慢深呼吸，如有唾液等可顺着嘴角自然流出，勿吞咽，做好人文关怀。如出现出冷汗、血压不升、上腹部剧烈疼痛、板状腹、胸闷、气短、呼吸困难等情况应考虑可能发生并发症，需及时报告医生 5. 局部药物喷洒止血：止血粉止血时，正确连接气泵、气管和止血粉，及时对准病灶精准喷洒治疗；去甲肾上腺素盐水喷洒止血时，注意喷洒后避免吸引，应使药液充分浸泡病灶止血 6. 局部注射药物止血：找到出血源，配合医生掌握好注射的部位和深度，注射止血药物前，应检查注射针是否通畅并排气；注射时需保持针头与黏膜呈 15° ~ 30°，控制内镜注射点的数目，以确保注射剂能够聚集在黏膜下，推药速度均匀，可边注射边报数，且每个注射点注射量不宜过大，见局部发白即可。退针时动作要快	• 检查完毕术者尽量将水吸尽，以防术后因过多注水引起患者腹痛、腹胀等不适 • 插镜时进入梨状隐窝若插镜阻力大，视野不清，不可盲目用力送镜，此时应将内镜退后，对准食管入口处插入胃镜 • 镜子若在咽喉部打弯，患者会有明显的不适，应慢慢把镜退出重新插入

项目	步骤	要点及注意事项
操作中配合	7. 氩气刀电凝止血：电凝功率调节为 40～70W，流量为 1～4L/分钟，氩气管接氩气并先在体外进行预试验，测试正常才可使用，对准病灶后，氩气喷头伸出距离病灶组织 0.5cm 左右，每次电凝喷发时间持续 1～3 秒。及时清理喷头上的黏连物 8. 止血夹止血：注意先闭合好夹子再送入活检通道，防止损伤镜子；将夹子转到合适的角度，及时收放夹子，止血夹联合尼龙绳荷包缝合止血时，注意控制尼龙绳出圈大小，避免脱落 9. 止血成功，退镜。退镜时助手手持纱布将镜身外的血液、黏液擦拭干净	• 密切观察患者生命体征，若有病情变化，立即报告医生
观察记录	1. 操作中观察患者生命体征，有无呕吐、血压下降等情况 2. 操作后观察有无腹痛、腹胀及上消化道出血、穿孔等情况 3. 如有抢救者，及时补充抢救记录	• 防止患者因呕吐引起窒息 • 有腹痛、腹胀及上消化道出血的情况要继续观察或报告医生进行处理
操作后整理	1. 内镜及附件按照《医疗器械临床使用管理办法（国家卫生健康委员会令第 8 号）》、WS507-2016《软式内镜清洗消毒技术规范》进行再处理 2. 收费与整理：按规定进行收费，检查间的收拾整理同胃镜检查。如有抢救及时补充抢救记录及急救物品并做好交接班 3. 患者护理：整理床单位，严密观察患者生命体征、意识、尿量的变化，持续心电监护，平稳后由管床医生陪同转运回病房。给予患者针对性的健康宣教（饮食、活动、病情观察等）	• 严格按照内镜清洁、消毒操作制度进行，消毒与未消毒胃镜要明确分区放置

四、评价

1. 止血成功。

2. 患者在检查中无明显不适，观察病情及时。

3. 操作符合规范要求。

编写者：杨群 文清德

第十节 静脉曲张急性上消化道出血内镜下治疗

一、经胃镜食管静脉曲张套扎术

【目的】

经胃镜食管静脉曲张套扎术（Endoscopic variceal ligature，EVL）的目的是胃镜下用橡皮环结扎曲张静脉基底部，使其形成血栓，从而缺血、坏死，最终脱落，并使黏膜局部形成浅表溃疡，逐渐被纤维瘢痕组织取代，最终使曲张静脉消失。

【适应证】

各种原因所致的肝硬化门静脉高压症引起的食管静脉曲张（ esophageal varices ， EV ）出血和可能发生出血的患者。

1. 食管静脉曲张紧急出血时的紧急止血。

2. 食管静脉曲张紧急出血时的延迟止血。

3. 应用 EVL 经内镜结扎治疗。

4. 外科手术再出血。

5. 预防 EV 首次出血。

【操作流程】

（一）评估

1.患者的意识状态、年龄、病情、生命体征、Hb值、药物过敏史及出血的性质、量、颜色及出血速度等情况。

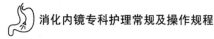

2. 患者对检查的目的、重要性及注意事项的认知程度。

3. 评估患者对术后注意事项的掌握程度。

4. 环境：温度、湿度、清洁及隐蔽程度。

（二）准备

1. 护士：着装整洁，洗手，穿戴标准防护用品。

2. 物品：圆碗、弯盆、75% 酒精纱布、套扎器、口垫、一次性手套、光源主机、治疗胃镜（附件通道直径为 3.2mm）、吸氧装置、负压吸引装置、附送水装置（注水泵、注水管、灭菌用水等），心电监护仪、表面麻醉剂，内镜预处理用物，另其他止血、急救用物如硬化剂、组织胶、钛夹、三腔二囊管、呼吸囊、除颤仪、抢救车等在备用状态。

3. 环境：清洁、舒适，有遮挡。

4. 患者：术前常规禁食、禁水 6 ~ 8 小时；建立 2 条静脉通道并保持通畅；有休克症状者，需改善循环，输血、输液，循环稳定才能行内镜下治疗。

5. 仪器：内镜测试、内镜工作站测试，检查负压吸引装置。

（三）操作程序

表 7-10-1　EVL 操作程序

项目	步骤	要点及注意事项
操作前准备	1. 核对患者基本信息，注意禁忌证、药物过敏史 2. 确认患者或家属已签署手术同意书 3. 向患者说明检查目的及大致过程，并交代术中配合的注意事项 4. 检查前 10 分钟按医嘱口服局麻药，进行咽部麻醉，检查时取左侧卧位，双腿微曲 5. 保持静脉通道通畅，建立静脉通道 6. 器械准备 （1）把胃镜与光源、吸引器、注水瓶连接好，注水瓶内装灭菌注射用水 （2）检查胃镜角度控制旋钮、注气、注水、吸引等功能是否正常 （3）电子镜做白平衡调节	• 准确查对患者，询问过敏史 • 嘱患者要将麻药含于咽喉部 2 分钟，然后再缓慢吞服 • 有活动义齿宜取出，嘱咐患者轻轻咬住口垫，避免口垫脱落 • 必要时建立 2 条静脉通道，准备两路吸引器：一路接胃镜，一路及时吸引患者口腔的呕吐物，确保吸引器的吸力正常

项目	步骤	要点及注意事项
操作中配合	1.正确安装套扎器：胃镜前端涂适量润滑油，先安装手柄，再用牵引线将套扎线从胃镜配件通道引出并固定于手柄上，调节牵引线在11点钟方向后将套扎器紧密安装在内镜先端部 2.套扎器上涂少量润滑油后，协助医师进镜，使用附送水装置冲洗食管腔，暴露曲张静脉。 3.协助医生进行曲张静脉套扎操作：确定要套扎的靶静脉后，持续吸引抽吸部分曲张静脉进入套扎器，视野一片红后旋转手柄套扎静脉 4.确保有效的两条负压吸引：一条接胃镜，一条及时吸引患者口腔的呕吐物 5.操作过程中，严密观察患者生命体征、意识变化及套扎效果，如有异常情况，应及时处置 6.防坠床	• 打开包装前，检查有效期及外观是否扭曲、弯曲或破碎，如果发现异常不予使用，及时更换 • 安装时，动作应轻柔 • 操作技术熟练，动作迅速，整个操作过程医护必须密切沟通与默契配合，任何小小的不默契都有可能导致患者大量出血
观察记录	1.操作中观察患者生命体征、血氧饱和度及意识的变化 2.注水过程中随时观察患者有无口垫脱出 3.操作后观察有无腹痛、腹胀及上消化道出血的情况 4.指导患者卧床休息，6小时后方可进温凉流质饮食，而后逐渐增加饮食中的固体成分，2周内达到可进软食	• 防止患者因分泌物或者呕吐物引起窒息，及时做好吸引的准备 • 有腹痛、腹胀及上消化道出血的情况要继续观察或报告医生进行处理

项目	步骤	要点及注意事项
操作后整理	1.内镜处置按照床侧预处理流程进行 2.拆卸套扎器 3.内镜及附件按照《医疗器械临床使用管理办法（国家卫生健康委员会令第8号）》、WS507-2016《软式内镜清洗消毒技术规范》进行再处理 4.收费与整理：按规定进行收费，检查间的收拾整理同胃镜检查。如有抢救及时补充抢救记录及急救物品并做好交接班	—

（四）评价

1.患者能说出检查目的，主动配合检查。

2.患者在检查中无明显不适，严密观察病情，及时处理紧急情况。

3.操作符合规范要求。

编写者：杨宝娜　蒋雪丽

二、经胃镜食管胃底静脉曲张硬化剂治疗术

【目的】

经胃镜食管胃底静脉曲张硬化剂治疗术的目的是通过注射硬化剂使局部黏膜和曲张静脉壁发生化学性炎症。注射入血管内可损伤静脉血管内皮，促进曲张静脉内血栓形成、阻塞血管，血栓被肉芽组织取代、机化，使血管闭塞，起到止血和预防出血的作用。黏膜下血管旁注射可使曲张静脉周围黏膜发生凝固性坏死和纤维化，压迫曲张静脉达到止血目的。

【适应证】

1.急性食管及食管胃交界区曲张静脉破裂出血。

2.食管静脉曲张的二级预防。

3.外科手术治疗后食管静脉曲张破裂再出血。

4.内镜下套扎治疗术中大出血。

5.重度食管静脉曲张有出血史者，全身情况不能耐受外科手术。

【操作流程】

（一）评估

1.患者的意识状态、年龄、病情、生命体征、Hb值、药物过敏史及出血的性质、量、颜色及出血速度等情况。

2.患者对检查的目的、重要性及注意事项的认知程度。

3.评估患者对术后注意事项的掌握程度。

4.环境：温度、湿度、清洁及隐蔽程度。

（二）准备

1.护士：着装整洁，洗手，穿戴标准防护用品。

2.物品：圆碗、弯盆、75%酒精纱布、口垫、聚桂醇、一次性手套、光源主机、治疗胃镜（附件通道直径为3.2mm）、吸氧装置、负压吸引装置、附送水装置（注水泵、注水管、灭菌用水等），心电监护仪、表面麻醉剂，内镜预处理用物，另其他止血、急救用物如套扎器、组织胶、钛夹、三腔二囊管、呼吸囊、除颤仪、抢救车等在备用状态。

3.环境：清洁、舒适，有遮挡。

4.患者：术前常规禁食、禁水 6 ~ 8 小时；建立 2 条静脉通道并保持通畅；有休克症状者，需改善循环，输血、输液，循环稳定才能行内镜下治疗。

5.仪器：内镜测试、内镜工作站测试，检查负压吸引装置。

（三）操作程序

表 7-10-2　经胃镜食管胃底静脉曲张硬化剂治疗术操作程序

项目	步骤	要点及注意事项
操作前准备	1.核对患者基本信息，注意禁忌证、药物过敏史 2.确认患者或家属已签署手术同意书 3.向患者说明检查目的及大致过程，并交代术中配合的注意事项 4.检查前 10 分钟按医嘱口服局麻药，进行咽部麻醉，检查时取左侧卧位，双腿微曲 5.保持静脉通道通畅，建立静脉通道	• 准确查对患者，询问过敏史 • 嘱患者要将麻药含于咽喉部 2 分钟，然后再缓慢吞服 • 有活动义齿宜取出，嘱咐患者轻轻咬住口垫，避免口垫脱落

项目	步骤	要点及注意事项
操作前准备	6. 器械准备 （1）把胃镜与光源、吸引器、注水瓶连接好，注水瓶内装灭菌注射用水 （2）检查胃镜角度控制旋钮、注气、注水、吸引等功能是否正常 （3）电子镜做白平衡调节	• 必要时建立2条静脉通道，准备两路吸引器：一路接胃镜，一路及时吸引患者口腔的呕吐物，确保吸引器的吸力正常
操作中配合	1. 协助医生进镜，尽量吸尽胃腔内的液体，充分了解及评估食管及胃底静脉曲张及出血情况 2. 遵医嘱选择内镜注射针进行静脉硬化治疗，将注射针管腔充满硬化剂，将收针状态的注射针递交给医师 3. 注射时当注射针对准部位后遵医嘱出针，针头刺入血管后推药，边推药边观察静脉情况，推药结束停顿片刻使药液发挥作用。遵医嘱边注射边报告剂量，与医生保持有效沟通	• 操作技术熟练，动作迅速，整个操作过程医护必须密切沟通与默契配合，任何小小的不默契都有可能导致患者大量出血 • 使用前检查内镜注射针的完好性及灵活性，确保内镜注射针伸缩自如、针头长度适宜 • 推药结束后需停顿片刻，压迫针眼防止出血
观察记录	1. 操作中观察患者生命体征、血氧饱和度及意识的变化 2. 注水过程中随时观察患者有无口垫脱出 3. 操作后观察有无腹痛、腹胀及上消化道出血的情况 4. 禁食、补液1天，此后进温流质饮食2天，1周内半流质饮食，逐渐在8～10天过渡到软食。术后卧床休息1～2天，然后可起床进行轻微的活动，原则上还是多卧床少活动，更忌做下蹲、屈身弯腰等较大的活动	• 防止患者因分泌物或者呕吐物引起窒息，及时做好吸引的准备 • 有腹痛、腹胀及上消化道出血的情况要继续观察或报告医生进行处理

项目	步骤	要点及注意事项
操作后整理	1. 内镜处置按照床侧预处理流程进行 2. 内镜及附件按照《医疗器械临床使用管理办法（国家卫生健康委员会令第 8 号）》、WS507-2016《软式内镜清洗消毒技术规范》进行再处理 3. 收费与整理：按规定进行收费，检查间的收拾整理同胃镜检查。如有抢救及时补充抢救记录及急救物品并做好交接班	—

（四）评价

1. 患者能说出检查目的，主动配合检查。

2. 患者在检查中无明显不适，严密观察病情，及时处理紧急情况。

3. 操作符合规范要求。

编写者：杨宝娜 蒋雪丽

三、经胃镜食管胃底静脉曲张组织黏合剂治疗术

【目的】

经胃镜食管胃底静脉曲张组织黏合剂治疗术的目的是通过静脉注射组织黏合剂，使其与血液在几秒内发生聚合反应、硬化，进而迅速堵住出血的食管静脉或胃曲张静脉。

【适应证】

1. 急性活动性食管和胃底静脉曲张出血，有人主张将其作为首选。

2. 三度红色征（+）的食管静脉曲张。

3. 二度的胃底静脉曲张。

4. 结扎治疗和硬化治疗术中并发大出血者。

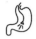

【操作流程】

（一）评估

1.患者的意识状态、年龄、病情、生命体征、Hb值、药物过敏史及出血的性质、量、颜色及出血速度等情况。

2.患者对检查的目的、重要性及注意事项的认知程度。

3.评估患者对术后注意事项的掌握程度。

4.环境：温度、湿度、清洁及隐蔽程度。

（二）准备

1.护士：着装整洁，洗手，穿戴标准防护用品。

2.物品：圆碗、弯盆、75% 酒精纱布、聚桂醇、组织黏合剂、口垫、一次性手套、光源主机、治疗胃镜（附件通道直径为 3.2mm）、吸氧装置、负压吸引装置、附送水装置（注水泵、注水管、灭菌用水等），心电监护仪、表面麻醉剂、内镜预处理用物，另其他止血、套扎器、钛夹、三腔二囊管、呼吸囊、除颤仪、抢救车等在备用状态。

3.环境：清洁、舒适，有遮挡。

4.患者：①术前常规禁食、禁水 6～8 小时；建立 2 条静脉通道并保持通畅；有休克症状者，需改善循环，输血、输液，循环稳定才能行内镜下治疗。

5.仪器：内镜测试、内镜工作站测试、检查负压吸引装置。

（三）操作程序

表 7-10-3　经胃镜食管胃底静脉曲张组织黏合剂治疗术操作程序

项目	步骤	要点及注意事项
操作前准备	1.核对患者基本信息，注意禁忌证、药物过敏史 2.确认患者或家属已签署手术同意书 3.向患者说明检查目的及大致过程，并交代术中配合的注意事项 4.检查前 10 分钟按医嘱口服局麻药，进行咽部麻醉，检查时取左侧卧位，双腿微曲 5.保持静脉通道通畅，建立静脉通道 6.器械准备 （1）把胃镜与光源、吸引器、注水瓶连接好，注水瓶内装灭菌注射用水 （2）检查胃镜角度控制旋钮、注气、注水、吸引等功能是否正常 （3）电子镜做白平衡调节	• 准确查对患者，询问过敏史 • 嘱患者要将麻药含于咽喉部 2 分钟，然后再缓慢吞服 • 有活动义齿宜取出，嘱咐患者轻轻咬住口垫，避免口垫脱落

项目	步骤	要点及注意事项
操作中配合	1. 协助医生进镜，尽量吸尽胃腔内的液体，充分了解及评估食管及胃底静脉曲张及出血情况 2. 遵医嘱选择内镜注射针进行组织静脉治疗；用硬化剂（聚桂醇）或盐水充满注射针后，在收针状态下递交给医生 3. 注射时当注射针对准注射部位后遵医嘱出针，针头刺入血管后推药，边推药边观察静脉情况。按"三明治"法，盐水—组织黏合剂—盐水，或聚桂醇—组织黏合剂—聚桂醇等方式（按医生要求），分别推注。遵医嘱边注射边报告剂量，与医生保持有效沟通，注射完毕收针 4. 操作过程中，严密观察患者生命体征、意识变化及注射效果，如有异常情况，应及时处置	• 于曲张静脉的隆起最高点准确地进行静脉内注射组织黏合剂是治疗的关键 • 组织黏合剂在正常空气环境下瞬间凝固，当被推入内镜注射针时很快固化堵住管腔，无法注射到曲张的静脉内。因此，注射动作必须极其迅速，最好有两位护士默契配合，一位负责抽药，一位负责推药 • 推注组织黏合剂时应快速强力推药，推注第三针药液时应迅速 • 操作技术熟练，动作迅速，整个操作过程医护必须密切沟通与默契配合，任何小小的不默契都有可能导致患者大量出血
观察记录	1. 操作中观察患者生命体征、血氧饱和度及意识的变化 2. 注水过程中随时观察患者有无口垫脱出 3. 操作后观察有无腹痛、腹胀及上消化道出血的情况	• 防止患者因分泌物或者呕吐物引起窒息，及时做好吸引的准备 • 有腹痛、腹胀及上消化道出血的情况要继续观察或报告医生进行处理

项目	步骤	要点及注意事项
操作后整理	1.内镜处置按照床侧预处理流程进行 2.内镜及附件按照《医疗器械临床使用管理办法(国家卫生健康委员会令第8号)》、WS507-2016《软式内镜清洗消毒技术规范》进行再处理 3.收费与整理：按规定进行收费，检查间的收拾整理同胃镜检查。如有抢救及时补充抢救记录及急救物品并做好交接班	—

（四）评价

1.患者能说出检查目的，主动配合检查。

2.患者在检查中无明显不适，观察病情及时，及时处理紧急情况。

3.操作符合规范要求。

修订者：杨宝娜　蒋雪丽

第十一节　超声内镜下介入治疗

一、超声内镜引导下细针穿刺吸引活检术（EUS-FNA）

【目的】

1.穿刺的目的是获取细胞或组织行病理学检查。

2.提高诊断率和准确度，避免不必要的手术探查。

3.EUS-FNA病理学检查是准确术前分期，有利于治疗方案的抉择和预后判断。

【适应证】

1.胰腺癌及术前分级。

2.胰腺炎性肿块。

3.胰腺神经内分泌肿瘤。

4.胰腺囊性病变。

5.怀疑有慢性胰腺炎。

6.胰腺及胰腺周围大部分区域，如胆总管下段和肾上腺。

7.腹膜后淋巴结及占位。

8.后纵隔淋巴结及占位。

9.消化道黏膜下肿瘤或可疑性消化道管壁增厚。

10.局灶性肝脏实性占位。

11.直肠周围盆腔占位。

【操作流程】

（一）评估

1.患者的意识状态、年龄、病情、用药史以及药物过敏史等情况。

2.患者对检查的目的、重要性及注意事项的认知程度。 3.环境及室温是否适宜。

（二）准备

1.护士：着装整洁，洗手，穿戴标准防护用品。

2.患者：术前禁食、禁水 6～8 小时，术前确认有无服用抗凝药物；核对患者基本信息及诊疗项目，检查前向患者说明检查的目的和大致过程，并交代术中注意事项，签署知情同意书。

3.常规用物：口垫、灭菌注射用水、祛泡剂、75% 酒精方纱、10ml 及 30ml 注射器、餐巾纸、过滤纸、床侧预处理用品等。超声用物及附件：彩色多普勒超声内镜主机及穿刺用纵轴超声内镜、无菌单、液基细胞瓶、标本瓶、玻片、超声水囊、19～25G 超声穿刺针。急救用品：心电监护仪、双负压吸引装置、吸痰管、急救药品。

4.设备安装：超声穿刺镜及超声穿刺水囊。检查水囊有无破损，往水囊注水，吸尽水囊内的空气，处于完好状态。

（三）操作程序

表 7-11-1　EUS-FNA 操作程序

项目	步骤	要点及注意事项
操作前准备	1. 核对患者，注意禁忌证、药物过敏史 2. 确认患者或家属已签署手术同意书 3. 向患者说明检查目的及配合检查的注意事项 4. 咽部麻醉，检查前 10 分钟遵医嘱给予口服局麻药 5. 操作前遵医嘱给予咪唑安定等药物 6. 设备准备 安装超声穿刺镜及超声穿刺水囊。检查水囊有无破损，往水囊注水，吸尽水囊内的空气，处于完好状态 7. 给患者带好口垫，给予吸氧及心电监护	• 认真核对患者信息，做到"三查七对" • 嘱患者要将麻药分多次吞服，不要一次吞服 • 注射咪唑达伦要缓慢推注，如总量超过 3mg，则分 2 次给药；先静脉推注 3mg，如无特殊，1 分钟后再推注余量 • 交代术中注意事项，解除患者焦虑和恐惧心理以取得配合
操作中配合	1. 医生超声内镜下选病灶，抽 10ml 生理盐水备用，选择合适的超声穿刺针，穿刺针各锁关节归"0"位 2. 取下活检阀门，抛物线式递给医生，固定，将针芯拔出 0.5cm 3. 当医生将穿刺针刺入病灶后，将针芯向前推出穿刺针内的组织，左手握一块酒精纱布，右手慢慢地将针芯拔除，让针芯自然弯曲成直径约 10cm 打圈拔出 4. 接负压注射器（按医嘱执行负压量），医生进行反复穿刺病变部位 5. 穿刺结束后，关闭负压，退回针芯于鞘内，锁紧。用酒精纱布置于活检阀门处包裹穿刺针外鞘后拔出，防止黏液飞溅 6. 两名护士配合，A 护士抓住穿刺针前对准液基细胞瓶，B 护士用穿刺针的内芯将穿刺针腔内的组织推至液基细胞瓶内，然后用 2～3ml 生理盐水将剩余的细胞组织推送到液基细胞瓶内，再用 30ml 注射器注入空气，排尽生理盐水 7. 如需再次同部位取活检，重复上述步骤 8. 观察穿刺点有无活动性出血、腹胀、腹痛的情况，退镜 9. 挑选组织条置入病理活检瓶连同液基细胞瓶一起送检	• 检查过程中安抚患者，嘱咐其调整呼吸、积极配合检查 • 密切观察患者生命体征的变化，必要时吸痰，防误吸 • 动作规范，操作过程中避免针刺伤

续表

项目	步骤	要点及注意事项
观察记录	1. 取下口垫，擦净口腔及周围黏液，转复苏室并详细与复苏室护士交班 2. 观察患者生命体征，有无呕吐、烦躁及血氧下降的情况	• 防止患者因呕吐引起窒息 • 密切观察有无腹痛、腹胀及上消化道出血、穿孔等情况，若有及时报告医生，并配合处理
操作后整理	1. 内镜及附件按照《医疗器械临床使用管理办法（国家卫生健康委员会令第8号）》、WS 507-2016《软式内镜清洗消毒技术规范》进行再处理 2. 做好穿刺术后标本的登记和送检 3. 整理、记录、收费、发报告 4. 健康指导	—

（四）评价

1. 病人能说出检查目的，主动配合检查。

2. 病人在检查中无明显不适，观察病情及时，能够成功穿刺、取得标本，并顺利送检。

3. 操作符合规范要求。

编写者：刘海娴 邓秀梅

修订者：蓝文通

二、超声内镜引导下胰腺假性囊肿穿刺引流术

【目的】

1. 明确诊断，如判断胰腺囊肿的位置、大小、厚度、血管等基本情况，采取穿刺引流方法。

121

2. 随访观察，如引流后复查囊肿改变等。

3. 用于治疗，如放置支架或引流管。

【适应证】

1. 胰腺假性囊肿或包裹性坏死伴有腹痛、腹胀、胃肠道或胆道系统梗阻等明显症状者。

2. 胰腺假性囊肿或包裹性坏死经保守治疗不能吸收或进行性增大者，直径 >6 cm。

3. 胰腺假性囊肿或包裹性坏死伴感染者。

4. 具备超声内镜引导下穿刺引流术条件者：如超声下能显示较为清晰的囊壁，假性囊肿与胃肠道壁之间无大血管阻隔，距离不超过 1cm 等。

【操作流程】

（一）评估

1. 患者的意识状态、年龄、病情、心理状态情况。

2. 患者对引流的目的、重要性及注意事项的认知程度。

3. 药物过敏史。

4. 环境：温度、湿度、清洁及隐蔽程度。

（二）准备

1. 护士：着装整洁，洗手，戴口罩。

2. 物品。

（1）一般物品：灭菌圆碗、弯盘、75% 酒精纱布、灭菌纱布、灭菌注射用水、注射器、祛泡剂、一次性口垫、口水垫巾、纸巾、灭菌手套、超声穿刺内镜、穿刺水囊、注水瓶、光源、超声主机、床旁预处理用物（酶纱布、酶液），心电监护仪、吸氧设备、负压吸引装置，另各种急救药物及设备在备用状态。

（2）药物：咽部局麻药、654-2、盐酸哌替啶、咪唑安定。造影剂：优维显和生理盐水按 1:1 比例配置。

（3）设备：超声穿刺内镜连接光源主机并检查图像，测试注水、注气、负压吸引功能，超声穿刺内镜安装水囊，往水囊注水，吸尽水囊内的空气，检查水囊有无破损，电切机处于开机备用状态，必要时 DSA 设备处于开机备用状态，穿着防护用品（铅衣、铅围脖、铅眼镜等），佩戴个人放射剂量章（包括内章和外章）。

（4）专科附件：超声穿刺针（19G）、导丝、7～10F双猪尾支架、7～10F扩张探条、囊肿烧灼刀、扩张气囊、扩张压力泵及支架推送器等。

3.环境：清洁、舒适，有遮挡，如超声内镜引导的同时需要X光影像，安排在ERCP治疗间进行。

4.患者：取左侧卧位，术前禁食6～8小时，已做钡餐检查者需待钡剂排空后再做超声胃镜检查。幽门梗阻患者应禁食2～3天。取出活动义齿。

（三）操作程序

表 7-11-2　超声内镜引导下胰腺假性囊肿穿刺引流术操作程序

项目	步骤	要点及注意事项
操作前准备	1.核对患者基本信息、检查目的及要求，查看患者内镜及相关检查报告，了解假性囊肿的部位、大小、形态等 2.评估患者心肺功能、过敏史、出凝血情况等，排除禁忌证，签署知情同意书，解释检查目的和大致过程，并交代检查中的注意事项，解除患者焦虑和恐惧心理以取得配合 3.协助患者取左侧卧位，解开衣领和裤带，取出活动义齿，贴负极板。于口侧垫以一次性防渗漏垫巾，打结成围兜状，以承接口腔流出的唾液或分泌物 4.检查前10分钟给患者含服咽部局麻药 5.检查前3～5分钟遵医嘱静脉注射咪唑安定，首剂不超过3mg，达到镇静效果后入镜检查 6.持续吸氧并心电监护 7.麻醉检查者提前建立留置针静脉通道并接补液，摆好体位后予吸氧、心电监护，由麻醉医生静脉注射麻醉药物 8.器械准备 （1）超声穿刺内镜连接光源主机，测试超声及内镜图像，测试注水、注气、吸引功能是否正常 （2）超声穿刺内镜安装穿刺水囊，往水囊注水，吸尽水囊内的空气，检查水囊有无破损 （3）高频电切机、DSA机器处于备用状态	• 准确查对患者，询问过敏史 • 嘱患者要将麻药分多次吞服，不要一次吞服 • 注射要缓慢推注，如总量超过3mg，则分2次给药；先静脉推注3mg，如无特殊，1分钟后再推注余量，肝肾、心肺功能不全者及年龄＞70岁的检查者慎用，使用时遵医嘱执行 • 有活动义齿宜取出，嘱咐患者轻轻咬住牙垫，避免牙垫脱落

项目	步骤	要点及注意事项
操作中配合	1. 在插镜过程中密切观察患者的呼吸、面色等情况，同时不断向患者做简单解释，指导其深呼吸，不能吞下口水，让其自然流出 2. 检查中，观察患者口垫有无脱落，避免咬坏镜子。同时，如遇胃内黏液多等而影响视野清晰度时，用 30ml 注射器吸祛泡剂经活检通道注水冲洗 3. 配合医师进行内镜下治疗 （1）超声穿刺内镜观察胰腺囊肿的位置、大小、厚度等基本情况 （2）穿刺针避开血管，在囊肿与胃壁距离≤1cm 的部位进行穿刺 （3）负压注射器抽取适量囊液后置入导丝，使导丝在囊肿内盘旋 2～3 圈 （4）拔出穿刺针留置导丝于囊肿内 （5）沿导丝置入囊肿切开刀烧灼囊肿入口或继续烧灼形成囊肿窦道 （6）必要时用探条、扩张气囊扩张囊肿窦道 （7）窦道建立后，根据情况选择合适的支架沿着导丝置入囊腔，可选择双猪尾支架、塑料支架、金属支架、双蘑菇头支架、鼻胆管等进行引流 4. 镇静或麻醉检查者，保持静脉通道通畅，尤其注意观察患者呼吸、血氧饱和度以及心率的变化，避免误吸，避免发生低氧血症等情况，出现异常时及时运用呼吸囊等急救设备进行急救 5. 上好床栏，防坠床 6. 检查中做好保暖 7. 检查结束退镜时，助手应手持酶液纱布将镜身外黏附的黏液、血迹擦掉，轻轻除去水囊	• 固定好牙垫，避免牙垫吐出或脱落 • 患者体位摆放正确 • 两人核对，正确用药 • 注意无菌操作 • 熟练使用手术附件 • 拔出附件时左手持无菌方纱擦拭，避免分泌物飞溅 • 导丝在囊肿内盘旋 2 圈
观察记录	1. 操作中观察患者反应、生命体征、有无呕吐 2. 操作过程中观察患者有无牙垫脱出 3. 操作后观察有无腹痛、腹胀及上消化道出血的情况	• 防止患者因呕吐引起窒息 • 有腹痛、腹胀的情况要继续观察或报告医生进行处理

项目	步骤	要点及注意事项
操作后整理	1. 内镜及附件按照《医疗器械临床使用管理办法（国家卫生健康委员会令第8号）》、WS 507-2016《软式内镜清洗消毒技术规范》进行再处理 2. 标本放进福尔马林标本瓶内，核对病理申请单，贴好病理标签，及时送检 3. 整理、记录、收费 4. 健康指导	• 如出现突发或持续性的腹胀、腹痛、腰背部剧烈疼痛等症状及时通知医护人员评估和处理

（四）评价

1. 患者能说出检查目的，主动配合检查。

2. 患者在检查中无明显不适，观察病情及时，治疗顺利。

3. 操作符合规范要求。

编写者：邓秀梅　曾讯

第八章　消化内镜微创手术护理技术操作规程

第一节　内镜下黏膜切除术（EMR）

【目的】

切除消化道中的良性和早期恶性黏膜病变。

【适应证】

1. 常规内镜下活检不易做出精确诊断的病变。

2. 切除癌前病变。

3. 局限于黏膜层及黏膜下层浅层的早期消化道肿瘤的治疗。

【操作流程】

一、评估

1. 患者的意识状态、年龄、病情、药物过敏史、既往史、治疗经过、内镜及相关检查结果等。

2. 患者凝血功能,7天内是否服用过抗凝血药物(阿司匹林、波立维、华法林等)。

3. 患者消化道准备情况。

二、准备

1. 护士：着装整洁，洗手，戴口罩。

2. 物品： 常规物品准备同胃镜检查，专科用物准备包括治疗内镜、自动冲水装置、高频电装置、透明帽、圈套器、内镜注射针、止血钳、止血钛夹、黏膜下注射液、治疗车（铺无菌治疗巾）等，所有设备经调试功能正常。

3.环境：内镜室布局，温度及湿度适宜，清洁整齐，光线充足，关好门窗。

4.患者：术前禁食 6 ~ 8 小时，留置静脉通道，已做钡餐检查者须待钡剂排空，幽门梗阻患者应禁食 2 ~ 3 天，下消化道手术者需做肠道准备。

三、操作程序

表 8-1-1　EMR 操作程序

项目	步骤	要点及注意事项
操作前准备	1.核对患者，注意禁忌证、药物过敏史 2.嘱患者或家属签署手术同意书 3.向患者说明检查目的及配合检查的注意事项 4.镇静检查者：检查前 10 分钟按医嘱给予利宁胶浆含服 2 分钟，行咽部局麻，检查开始前遵医嘱静脉推注咪唑安定，予患者吸氧及心电监护 5.全麻者，协助麻醉医师进行麻醉 6.器械准备：准确安装好内镜、透明帽、附送水装置及二氧化碳装置，检查内镜角度控制旋钮、注气、注水功能是否正常，高频电刀参数调整为 EMR 模式 7.患者摆左侧卧位，贴电极板，给上消化道手术者戴口垫	• 准确查对患者，询问过敏史 • 嘱患者将麻药分多次吞服，不要一次吞服 • 注意给患者盖被保暖 • 电极板贴肌肉丰富处 • 有活动义齿宜取出
操作中配合	1.协助医生进镜，寻找到病灶，吸尽病灶周围的液体，充分暴露病灶 2.黏膜下注射：注射针接黏膜下注射液并排空气体，将收针状态的内镜注射针插入活检通道，遵医嘱出针，针头刺入黏膜下后注射，使黏膜足够抬高，注射结束收针后再退出钳道 3.圈套：插入圈套器，张开圈套器至合适大小，圈套住病灶 4.通电，切除病灶 5.创面止血：若见小血管，可直接电凝止血。若出血，及时冲洗找到出血点，用电热止血钳对准血管断端钳夹提起后电凝止血 6.夹闭创面 7.标本固定：取出标本，置于福尔马林标本瓶内，做好标记	• 注射时避免刺入过深 • 圈套时避免过度用力勒断病灶 • 按要求协助医生做好标本的固定处理和存放 • 夹闭创面时，夹子要转到合适的角度，及时收放夹子 • 术中严密监测患者生命体征，出现异常情况，配合医生及时处理

续表

项目	步骤	要点及注意事项
观察记录	1. 观察创面处理效果 2. 患者复苏护理：继续予患者吸氧及心电监护，直至患者完全恢复 3. 拔出留置针，指导患者更换检查裤	• 防止患者因呕吐引起窒息 • 有腹痛、腹胀及上消化道出血的情况要继续观察或报告医生进行处理
操作后整理	1. 内镜及附件按照《医疗器械临床使用管理办法(国家卫生健康委员会令第8号)》、WS 507-2016《软式内镜清洗消毒技术规范》进行再处理 2. 做好术后 EMR 标本的登记和送检 3. 整理、记录、收费、发报告 4. 健康指导	• 垃圾分类处理

四、评价

1. 患者能说出手术目的，主动配合检查。

2. 患者在手术中无明显不适，病灶完整切除，无出血，创面妥善缝合。

3. 观察病情及时，标本顺利送检。

4. 操作符合规范要求。

编写者：文清德　邓秀梅

第二节　内镜下黏膜剥离术（ESD）

【目的】

切除消化道中的良性和早期恶性黏膜病变。

【适应证】

1. 消化道巨大平坦息肉：直径≥ 2cm 广基平坦息肉。
2. 局限于黏膜层和没有淋巴转移的黏膜下层早期癌。
3.EMR 术后残留或复发病变。

【操作流程】

一、评估

1. 患者的意识状态、年龄、病情、药物过敏史、既往史、治疗经过、内镜及相关检查结果等。
2. 患者凝血功能，7 天内是否服用过抗凝血药物（阿司匹林、波立维、华法林等）。
3. 患者消化道准备情况。

二、准备

1. 护士：着装整洁，洗手，戴口罩。
2. 物品： 常规物品准备同胃镜检查，专科用物准备包括 ESD 治疗内镜、自动冲水装置、二氧化碳装置、高频电装置、透明帽、圈套器、内镜注射针、标刀（区分胃和肠）、IT 刀、电热止血钳、止血钛夹、尼龙绳、黏膜下注射液（亚甲蓝生理盐水或玻璃酸钠注射液）、喷洒管、染色剂（复方碘液、靛胭脂或亚甲蓝）、病理标本处理用物、治疗车（铺无菌治疗巾）等，所有设备经调试功能正常。
3. 环境：内镜室布局，温度及湿度适宜，清洁整齐，光线充足，关好门窗。
4. 患者：术前禁食 6～8 小时，留置静脉通道，已做钡餐检查者须待钡剂排空，幽门梗阻患者应禁食 2～3 天，下消化道手术者需做肠道准备。

三、操作程序

表 8-2-1　ESD 操作程序

项目	步骤	要点及注意事项
操作前准备	1. 核对患者术前准备单和手术带药，核对患者信息、手术部位，注意禁忌证、药物过敏 2. 嘱患者和家属签署手术同意书 3. 向患者说明检查目的及配合检查的注意事项 4. 予患者吸氧及心电监护，协助麻醉医师进行麻醉	• 严格落实"三查九对" • 注意给患者盖被保暖 • 主要保护患者皮肤

项目	步骤	要点及注意事项
操作前准备	5. 书写手术三方核查单 6. 准备调试：准确安装好内镜、透明帽、附送水装置及二氧化碳装置，检查内镜角度控制旋钮、注气、注水功能正常，高频电刀参数设置为 ESD 模式 7. 患者摆左侧体位，贴电极板，给上消化道手术者戴口垫	• 电极板贴肌肉丰富处 • 有活动义齿宜取出
操作中配合	手术由两名护士分别负责台下巡回及台上手术配合工作 1. 协助医生进镜，寻找到病灶，吸尽病灶周围的液体，充分暴露病灶 2. 染色：怀疑病灶为早癌者，需进行染色，病灶位于食管的，进行碘染色；位于胃或肠的，按需进行靛胭脂或醋酸染色。 3. 标记：收紧标刀，接好电切线，插入活检通道，在病灶外缘 2～5mm 处进行环形点状电凝标记 4. 黏膜下注射：注射针接注射液并排气，将收针状态的内镜注射针插入活检通道，遵医嘱出针，针头刺入黏膜下后注射，使黏膜足够抬高，注射结束收针后再退出钳道 5. 边缘切开：递上标刀沿标记点外侧切开黏膜直至一圈 6. 剥离：追加黏膜下注射后，根据医生要求选择合适的切开刀，沿黏膜下层进行剥离，直至完整切除病灶 7. 创面处理：对于局部较深、肌层分离等创面，应用钛夹缝补创面，预防穿孔及出血，护士应熟练掌握钛夹操作 8. 止血：若见小血管，可直接使用切开刀电凝止血。若出血较多，及时冲洗找到出血点，用电热止血钳对准血管断端钳夹提起后电凝止血，护士的配合动作要迅速稳准 9. 必要时配合缝合创面 10. 配合取出标本，标本充分展平钉固于标本板上，倒扣于福尔马林标本瓶内并做好标记	• 注射时避免刺入过深 • 夹闭创面时，夹子要转到合适的角度，及时收放夹子 • 术中严密监测患者生命体征，出现异常情况，配合医生及时处理 • 按要求协助医生做好标本的固定处理和存放

项目	步骤	要点及注意事项
观察记录	1. 观察创面处理效果 2. 患者复苏护理：继续予患者吸氧及心电监护，直至患者完全恢复，做好交接班 3. 记录耗材使用情况，高值耗材做好条码管理	• 防止患者因呕吐引起窒息 • 有腹痛、腹胀及上消化道出血的情况要继续观察或报告医生进行处理
操作后整理	1. 内镜及附件按照《医疗器械临床使用管理办法（国家卫生健康委员会令第 8 号）》、WS 507-2016《软式内镜清洗消毒技术规范》进行再处理 2. 做好术后 ESD 标本的登记和送检 3. 整理、记录、收费 4. 健康指导	• 垃圾分类处理

四、评价

1. 患者在手术中无明显不适，病灶完整切除，无出血，创面妥善缝合。

2. 观察病情及时，术后顺利康复出院。

3. 标本顺利送检。

4. 操作符合规范要求。

编写者：文清德　邓秀梅

第三节　经内镜黏膜下肿瘤切除手术（ESE、EFR、STER）

【目的】

切除消化道黏膜下的肿瘤。

【适应证】

直径不超过 3cm 的消化道良性或低度恶性黏膜下肿瘤（如间质瘤、类癌、平滑肌瘤等）。

【操作流程】

一、评估

1. 了解患者胃镜、超声内镜、胸腹部 CT 结果，评估肿瘤的性状、位置、层次及其与周围组织的关系。

2. 患者的意识状态、年龄、病情、药物过敏史、既往史、治疗经过、实验室检查结果等。

3. 患者凝血功能，7 天内是否服用过抗凝血药物（阿司匹林、波立维、华法林等）。

4. 患者消化道准备情况。

二、准备

1. 护士：着装整洁，洗手，戴口罩。

2. 物品：常规物品准备同胃镜检查，专科手术用物准备包括 ESD 治疗内镜、自动冲水装置、二氧化碳装置、高频电装置、透明帽、圈套器、异物钳、网篮、内镜注射针、标刀（区分胃和肠）、IT 刀、电热止血钳、止血钛夹、尼龙绳、黏膜下注射液、病理标本处理用物、治疗车（铺无菌治疗巾）等，所有设备经调试功能正常。

3. 环境：内镜室布局，温度及湿度适宜，清洁整齐，光线充足，关好门窗。

4. 患者：术前禁食 6 ~ 8 小时，留置静脉通道，已做钡餐检查者须待钡剂排空，幽门梗阻患者应禁食 2 ~ 3 天，下消化道手术者需做肠道准备。

三、操作程序

表 8-3-1　ESE、EFR、STER 操作程序

项目	步骤	要点及注意事项
操作前准备	1. 核对患者术前准备单和手术带药，核对患者信息、手术部位，注意禁忌证、药物过敏史 2. 嘱患者和家属签署手术同意书 3. 向患者说明检查目的及配合检查须注意的事项	• 严格落实"三查九对" • 注意给患者盖被保暖

项目	步骤	要点及注意事项
操作前准备	4. 予患者吸氧及心电监护, 协助麻醉医师进行气管插管麻醉 5. 书写手术三方核查单 6. 设备调试: 准确安装好内镜、透明帽、附送水装置及二氧化碳装置, 检查内镜角度控制旋钮、注气、注水功能是否正常, 高频电刀参数设置为 ESD 模式 7. 患者摆左侧卧位, 贴电极板, 给上消化道手术者戴口垫	• 麻醉前必须充分清理食道和胃腔内残留的食物和液体 • 注意保护患者皮肤 • 电极板贴肌肉丰富处 • 有活动义齿宜取出
操作中配合	手术由两名护士分别负责台下巡回及台上手术配合工作 1. 确认病变及清洗: 内镜带透明帽进镜, 观察病变位置及形状, 冲洗病变部位及其周围的黏膜, 并吸尽腔内的液体, 以避免视野不清、感染及误吸等 2. 黏膜下注射: 配合送入注射针, 遵医嘱黏膜下注射亚甲蓝生理盐水, 使黏膜下肿瘤上方和周围的黏膜抬举, 以便切开肿瘤表面的黏膜, 退出注射针并用酒精纱布擦拭去除其表面污物 3. 剥离、切除肿瘤 （1）ESE、EFR: 协助操作者用标刀划开病变周围的黏膜, 逐步剥离, 暴露肿物, 若肿物来源于固有肌层深层, 或腔外生长, 用标刀结合 IT 刀逐步剥离并完整全层切除肿物, 尼龙绳联合钛夹行荷包缝合创面后, 取出肿瘤标本 （2）STER: 肿瘤上方 5cm 处行黏膜下注射后, 配合切开黏膜, 建立隧道开口, 分离黏膜下层, 建立黏膜下隧道, 显露肿瘤, 并在直视下完整切除肿瘤, 充分清理止血后, 取出肿瘤标本, 配合钛夹缝合关闭隧道开口 4. 术中并发症的紧急护理配合: （1）出血: 协助快速找到出血点, 迅速协助术者予去甲肾上腺素冰生理盐水冲洗、镜身压迫、热活检钳电凝止血 （2）穿孔: 协助术者行胸腹穿刺抽气或排气减压, 并及时缝合穿孔 5. 必要时, 遵医嘱使用抗生素	• 使用已配好的注射液排空注射针, 以防止将空气注射到黏膜下, 送入或抽出注射针时必须处于收针状态, 避免针头暴露划伤活检孔道或医务人员 • 传送配件过程中应避免其弯折 • 夹闭创面时, 夹子要转到合适的角度, 及时收放夹子 • 切除过程中及时吸尽创面及其周围的液体, 避免液体经穿孔处进入腹腔 • 用专用清洗刷清理刀头上的组织后再次送入, 以避免影响电切效果 • 切除过程中, 必要时予圈套器辅助牵引 • 巡回护士严密观察患者生命体征, 保持患者呼吸道通畅, 严密观察患者血氧、气道阻力、皮下气肿等情况, 出现异常及时处理

项目	步骤	要点及注意事项
观察记录	1. 观察手术切除效果、创面缝合情况 2. 患者复苏护理：继续予患者吸氧及心电监护，直至患者完全恢复，做好交接班 3. 记录耗材使用情况，高值耗材做好条码管理	• 防止患者因呕吐引起窒息 • 有腹痛、腹胀及上消化道出血的情况要继续观察或报告医生进行处理
操作后整理	1. 内镜及附件按照《医疗器械临床使用管理办法（国家卫生健康委员会令第8号）》、WS 507-2016《软式内镜清洗消毒技术规范》进行再处理 2. 肿瘤标本放进福尔马林标本瓶内，核对病理申请单，贴好病理标签，及时送检 3. 整理、记录、收费 4. 健康指导	• 垃圾分类处理

四、评价

1. 患者在手术中无明显不适，手术达到预期效果。

2. 观察病情及时，术后顺利康复出院。

3. 操作符合规范要求。

编写者：文清德　邓秀梅

第四节　经口内镜下肌切开术（POEM）

【目的】

治疗贲门失弛缓症。

【适应证】

确诊为贲门失弛缓症并影响生活质量者均可进行 POEM；食管明显扩张，甚至呈"S"形或"U"形的患者；既往外科 Heller 术和 POEM 治疗失败或症状复发者；术前曾接受过其他治疗者（如球囊扩张、肉毒素注射和支架治疗等）。

【操作流程】

一、评估

1. 患者的意识状态、年龄、病情、药物过敏史、既往史、治疗经过、内镜及相关检查结果、心肺功能等。

2. 患者凝血功能，7 天内是否服用过抗凝血药物（阿司匹林、波立维、华法林等）。

3. 患者禁食、禁水情况。

二、准备

1. 护士：着装整洁，洗手，戴口罩。

2. 物品：常规物品准备同胃镜检查，专科手术用物准备包括 ESD 治疗内镜、自动冲水装置、二氧化碳装置、高频电装置、透明帽、内镜注射针、标刀或 L 刀或三角刀、电热止血钳、钛夹、黏膜下注射液、治疗车（铺无菌治疗巾）等，所有设备经调试功能正常。

3. 环境：内镜室布局，温度及湿度适宜，清洁整齐，光线充足，关好门窗。

4. 患者：术前禁食 6 ~ 8 小时，留置静脉通道，取下活动义齿，已做钡餐检查者须待钡剂排空。

三、操作程序

表 8-4-1　POEM 操作程序

项目	步骤	要点及注意事项
操作前准备	1. 核对患者术前准备单和手术带药，核对患者信息、手术部位，注意禁忌证、药物过敏史 2. 嘱患者和家属签署手术同意书 3. 向患者说明检查目的及配合检查须注意的事项	• 严格落实"三查九对" • 注意给患者盖被保暖

项目	步骤	要点及注意事项
操作前准备	4.麻醉前，协助进镜并用无菌生理盐水充分冲洗及吸净食管、胃腔内的残留物 5.予患者吸氧及心电监护，协助麻醉医师进行气管插管麻醉 6.书写手术三方核查单 7.设备调试：准确安装好内镜、透明帽、附送水装置及二氧化碳装置，检查内镜角度控制旋钮、注气、注水功能是否正常，高频电刀参数设置为ESD模式 8.患者摆左侧卧位，贴电极板，给上消化道手术者戴口垫	• 麻醉前必须充分清理食道和胃腔内的残留食物和液体 • 注意保护患者皮肤 • 电极板贴肌肉丰富处 • 有活动义齿宜取出
操作中配合	手术由两名护士分别负责台下巡回及台上手术配合工作 1.进镜及定位标记：内镜前端安装透明帽，配合进镜，定位隧道开口在距离胃食管交界处（GEJ）上方8～10cm、食管右后壁处 2.建立黏膜下隧道 （1）黏膜下注射：配合送入注射针，遵医嘱在定位处注射并协助确认液体到达黏膜下层（注射阻力不大且出现浅蓝色的隆起），达到效果后抽出注射针 （2）纵向切开黏膜层：用标刀或三角刀或L刀配合医生在注射点纵向切开食管黏膜层约2cm，显露黏膜下层，以建立隧道开口 （3）分离黏膜下层：协助操作者沿固有肌层表面进行分离黏膜下层，边分离边将已配好的注射液注入黏膜下层，此过程注意观察电刀电切后是否有组织残留在电极上，如有则应清除干净电刀电极上的组织后再次送入，避免影响电切效果 3.环形肌切开：熟练打开或收拢电刀，配合操作者从上而下纵向切开环形肌至GEJ下方2cm，协助观察是否充分切断环形肌，尽量保留纵形肌 4.金属夹关闭黏膜层切口：关闭前协助术者确认创面内至贲门下方2～3cm无活动出血；避免在金属夹装置过弯或打折时安装，操作护士注意控制金属夹角度，尽量对齐创面夹闭 5.术中并发症的紧急护理配合 （1）出血：协助快速找到出血点，迅速协助术者予去甲肾上腺素冰生理盐水冲洗、镜身压迫、热活检钳电凝止血 （2）穿孔：协助术者行胸腹穿刺抽气或排气减压 6.必要时，遵医嘱使用抗生素	• 使用已配好的注射液排空注射针，以防止将空气注射到黏膜下，送入或抽出注射针时必须处于收针状态 • 传送配件过程中应避免其弯折 • 夹闭创面时，夹子要转到合适的角度，及时收放夹子 • 巡回护士严密观察患者生命体征，保持患者呼吸道通畅，严密观察患者血氧、气道阻力、皮下气肿情况，出现血氧饱和度降至90%以下、观察一段时间后仍不上升且存在气道阻力过高的情况时，应及时处理

项目	步骤	要点及注意事项
观察记录	1. 观察隧道口缝合效果和贲门松弛情况 2. 患者复苏护理：继续予患者吸氧及心电监护，直至患者完全恢复，做好交接班 3. 记录耗材使用情况，高值耗材做好条码管理	• 防止患者因呕吐引起窒息 • 腹痛、腹胀及上消化道出血的情况要继续观察或报告医生进行处理
操作后整理	1. 内镜及附件按照《医疗器械临床使用管理办法（国家卫生健康委员会令第 8 号）》、WS 507-2016《软式内镜清洗消毒技术规范》进行再处理 2. 整理、记录、收费 3. 健康指导	• 垃圾分类处理

四、评价

1. 患者在手术中无明显不适，手术达到预期效果。

2. 观察病情及时，术后顺利康复出院。

3. 操作符合规范要求。

编写者：文清德　邓秀梅

第九章 经内镜逆行胰胆管造影（ERCP）下介入治疗专科护理技术操作规程

第一节 内镜下十二指肠乳头括约肌切开术

【目的】

1. 十二指肠乳头括约肌切开取病理活检。

2. 胆管减压、取石等。

【适应证】

1. 胆总管结石、胆道蛔虫、胆管内坏死性癌栓，胆道内（黏液性肿瘤）通过扩大十二指肠开口，便于下部异物通过乳头开口取出。

2. 解除胆总管末端的梗阻：胆总管下段良性狭窄、胆总管下端胰头部壶腹部肿瘤、由于开口狭窄而排泄不畅的胰腺炎、Oddi括约肌功能障碍者。

3. 胆囊结石合并胆总管结石，可先行EST取石后，再择期行腹腔镜胆囊摘除术。

4. 急性化脓性胆管炎。

5. 急性梗阻性胆源性胰腺炎。

6 胆漏。

7. 其他：内镜治疗前的必要步骤，如置入大口径的胆管支架、同期多根支架引流等。

【操作流程】

一、评估

1. 患者的意识状态、年龄、病情、用药史以及药物过敏史等情况。

2. 患者对检查的目的、重要性及注意事项的认知程度。

3. 环境及室温是否符合 ERCP 要求。

二、准备

1. 护士：着装整洁，洗手，戴口罩，穿戴 X 线防护用品。

2. 常规用物：口垫、灭菌注射用水、祛泡剂、75% 酒精方纱、30ml 注射器、餐巾纸、过滤纸、病理标本瓶、床侧预处理用品等。专科附件：切开刀、导丝、针状刀、扩张气囊、压力泵、取石球囊、取石网篮、碎石网篮、紧急碎石器、各种规格的胰胆管支架、鼻胆引流管等。

3. 环境：标准 ERCP 室布局，温度及湿度适宜，清洁整齐，光线充足。

4. 患者。

（1）术前禁食、禁水 6 ~ 8 小时，建立静脉通道（首选右上肢），术前确认有无服用抗凝药物；核对患者基本信息及诊疗项目，签署知情同意书。

（2）取俯卧位，头偏右侧，右肩垫高，保护会阴部，必要时取左侧卧位。给予儿童患者适当的防护。

（3）取出活动义齿，取走金属配饰及影响透视摄片的衣着。

三、操作程序

表 9-1-1　内镜下十二指肠乳头括约肌切开术操作程序

项目	步骤	要点及注意事项
操作前准备	1. 核对患者，注意禁忌证、药物过敏史 2. 向患者说明检查目的及配合检查的注意事项 3. 咽部麻醉，检查前 10 分钟遵医嘱给予口服局麻药 4. 操作前遵医嘱给予 654-2、盐酸哌替啶、咪唑安定等药物；气管插管全麻者，协助麻醉医师实施气管插管全麻 5. 造影剂准备：优维显与生理盐水按 1∶1 比例配置，用 20ml 或 30ml 注射器抽取备用 6. 给患者带好口垫，给予吸氧、心电监护，在肌肉丰富的部位贴负极贴	• 准确查对患者，询问过敏史 • 嘱患者将麻药分多次吞服，不要一次吞服 • 注射药物要缓慢推注，观察患者生命体征，如力月西总量超过 3mg，则分 2 次给药；先静脉推注 3mg，如无特殊，1 分钟后再推注余量 • 有活动义齿宜取出，嘱咐患者轻轻咬住口垫，注意口垫有无脱落 • 体位舒适，保护会阴部 • 心电极片避开 X 光透视区域 • 调好电切机参数

项目	步骤	要点及注意事项
操作中配合	1. 用0.9%生理盐水冲管润滑切开刀各管道，导丝插入切开刀时，宜先快后慢 2. 持导丝2cm反复试探插入胆管，动作轻柔，有突破感时表示进入胰胆管腔道 3.ERCP造影，观察确认进入胆管或胰管；缓慢注射造影剂2～5ml，了解结石的大小、位置等情况 4. 将切开刀的钢丝调整于导管的中立位，导丝引导下将切开刀送入乳头开口，将切开刀丝前1/3插入乳头开口内，使后2/3的刀丝露于乳头外，适当拉刀弓，使刀丝紧贴于乳头组织，开启高频电发生器，直视下对乳头逐层切开 5. 观察创面和流出液的性质，及有无出血、穿孔等情况。 6. 退镜 7. 切开过程中的出血处理：如切口出现少量渗血，多数可自行停止。出血量较大时可用1:10 000的去甲肾上腺盐水冲洗，也可用注射针在切口旁注射。如效果仍不佳用钛夹夹闭或热止血钳电凝止血，必要时行DSA止血处理 8. 根据病情，进行后续相关治疗操作 9. 术中密切观察患者生命体征、保持呼吸道通畅、预防窒息 10.检查结束退镜时，助手应手持纱布将镜身外黏附的黏液、血迹擦掉	• 润滑管道，造影前回抽气体 • 插导丝动作轻柔，避免过度用力 • 注射造影剂的速度宜慢 • 切开过程中不断调整方向，保持切线在11～12点位置，护士要适当调节刀弓的松紧度，开始时刀弓张力不可过大 • 切开过程中避免自主改变刀弓张力，应缓慢均匀逐层切开，尤其是到顶端时应特别当心，避免过度和快速切开而引起出血和穿孔 • 术中密切观察患者生命体征、给予吸氧、保持呼吸道通畅、防止窒息，必要时急诊手术治疗
观察记录	1. 观察患者生命体征，有无呕吐、烦躁及血氧下降的情况 2. 操作后观察有无腹痛、腹胀，以及上消化道出血、穿孔的情况	• 防止患者因呕吐引起窒息 • 有腹痛、腹胀以及上消化道出血、穿孔等情况，及时报告医生，并配合处理

项目	步骤	要点及注意事项
操作后整理	1. 内镜及附件按照《医疗器械临床使用管理办法（国家卫生健康委员会令第8号）》、WS 507-2016《软式内镜清洗消毒技术规范》进行再处理 2. 做好 ERCP 术后标本的登记和送检 3. 整理、记录、收费、发报告 4. 健康指导	• ERCP 配件为高值耗材，按照医院高值耗材管理制度，对耗材进行使用、销毁登记管理

四、评价

1. 患者能说出治疗目的，主动配合治疗。

2. 患者在检查治疗中无明显不适，观察病情及时。

3. 患者能说出手术后的相关注意事项，如观察有无腹痛、腹胀、黑便等。

4. 操作符合规范要求。

编写者：蓝文通　文清德

第二节　内镜下十二指肠乳头气囊扩张术

【目的】

通过气囊扩张术可扩大十二指肠乳头括约肌以通畅胆总管入口、方便器械进出、缓解狭窄和治疗相关疾病。

【适应证】

1. 直径 <1cm 且需要取出的胆管结石。

2. 胆道蛔虫症、毕氏Ⅱ式胃大部切除术后。

3. 年轻患者需保留乳头括约肌功能、乳头括约肌功能不良者。

4. 有明确的内镜下乳头括约肌切开术禁忌证、应用抗凝剂无法停药者。

5. 十二指肠乳头开口或胆管下段良性狭窄者。

【操作流程】

一、评估

1.患者的意识状态、年龄、病情、用药史以及药物过敏史等情况。

2.患者对检查的目的、重要性及注意事项的认知程度。

3.环境及室温是否符合 ERCP 要求。

二、准备

1.护士：着装整洁，洗手，戴口罩，穿戴 X 线防护用品。

2.常规用物包括口垫、灭菌注射用水、祛泡剂、75% 酒精方纱、30ml 注射器、餐巾纸、过滤纸、病理标本瓶、床侧预处理用品等。专科附件：切开刀、导丝、针状刀、柱型扩张气囊导管、压力泵、取石球囊、取石网篮、碎石网篮、紧急碎石器、各种规格的胰胆管支架、鼻胆引流管等。

3.环境：标准 ERCP 室布局，温度及湿度适宜，清洁整齐，光线充足。

4.患者。

（1）术前禁食、禁水 6 ~ 8 小时，建立静脉通道（首选右上肢），术前确认有无服用抗凝药物；核对患者基本信息及诊疗项目，签署知情同意书。

（2）取俯卧位，头偏右侧，右肩垫高，保护会阴部，必要时取左侧卧位。给予儿童患者适当的防护。

（3）取出活动义齿，取走金属配饰及影响透视摄片的衣着。

三、操作程序

表 9-2-1　内镜下十二指肠乳头气囊扩张术操作程序

项目	步骤	要点及注意事项
操作前准备	1. 核对患者，注意禁忌证、药物过敏史 2. 向患者说明检查目的及配合检查的注意事项 3. 咽部麻醉，检查前 10 分钟遵医嘱给予口服局麻药 4. 操作前遵医嘱给予 654-2、盐酸哌替啶、咪唑安定等药物；气管插管全麻者，协助麻醉医师实施气管插管全麻 5. 造影剂准备：优维显与生理盐水按 1∶1 比例配置，用 20ml 或 30ml 注射器抽取备用 6. 给患者带好口垫，给予吸氧、心电监护，在肌肉丰富的部位贴负极贴	• 准确查对患者，询问过敏史 • 嘱患者将麻药分多次吞服，不要一次吞服 • 注射药物要缓慢推注，观察患者生命体征，如力月西总量超过 3mg，则分 2 次给药；先静脉推注 3mg，如无特殊，1 分钟后再推注余量 • 有活动义齿宜取出，嘱咐患者轻轻咬住口垫，注意口垫有无脱落 • 体位舒适，保护会阴部 • 心电极片避开 X 光透视区域

项目	步骤	要点及注意事项
操作中配合	1. 用 0.9% 生理盐水冲管润滑切开刀各管道，导丝插入切开刀时，宜先快后慢 2. 持导丝 2cm 反复试探插入胆管，动作轻柔，有突破感时表示进入胰胆管腔道 3. X 光造影，观察确认进入胆管，缓慢注射造影剂 2 ~ 5ml，了解结石的大小、位置等情况 4. 留置导丝，并根据造影显示的胆管轮廓，确定胆管直径、结石大小和数量，以选择大小合适的柱型气囊导管型号 5. 用生理盐水充分湿润通道并保持气囊的负压状态 6. 将柱型气囊顺导丝插进胆管，尽量让柱型气囊的中点位于乳头狭窄的中点。暴露部分柱型气囊在乳头外 7. 注入少量造影剂定位，再将压力泵连接气囊导管，注射压力应根据气囊大小、所能承受的最大压力决定，先慢后快，一般扩张至柱型扩张气囊切迹消失 8. 柱型气囊扩张的直径不超过最大结石或胆管下段的直径，持续时间不超过 1 分钟，后回抽液体，退出气囊导管 9. 根据病情，进行后续相关治疗操作 10. 术中密切观察患者生命体征、保持呼吸道通畅、预防窒息，告知患者气囊扩张过程中会有腹痛等不适症状 11. 检查结束退镜时，助手应手持纱布将镜身外黏附的黏液、血迹擦掉	• 润滑各管道，造影前回抽气体 • 插导丝动作轻柔，避免过度用力 • 注射造影剂的速度宜慢 • 选择大小合适的气囊导管型号 • 气囊导管插入内镜操作通道前保持气囊的负压状态，以免气囊膨出影响通过狭窄段 • 注射造影剂至气囊导管时，先慢后快 • 术中密切观察患者生命体征、给予吸氧、保持呼吸道通畅、防止窒息，观察腹痛情况
观察记录	1. 观察患者生命体征，有无呕吐、烦躁及血氧下降的情况 2. 操作后观察有无腹痛、腹胀，以及上消化道出血、穿孔的情况	• 防止患者因呕吐引起窒息 • 有腹痛、腹胀，以及上消化道出血、穿孔等情况，及时报告医生，并配合处理

续表

项目	步骤	要点及注意事项
操作后整理	1. 内镜及附件按照《医疗器械临床使用管理办法（国家卫生健康委员会令第 8 号）》、WS 507-2016《软式内镜清洗消毒技术规范》进行再处理 2. 做好 ERCP 术后标本的登记和送检 3. 整理、记录、收费、发报告 4. 健康指导	• ERCP 配件为高值耗材，按照医院高值耗材管理制度，对耗材进行使用、销毁登记管理

（四）评价

1. 患者能说出治疗目的，主动配合治疗。

2. 患者在检查治疗中无明显不适，观察病情及时。

3. 患者能说出手术后的相关注意事项，如观察有无腹痛、腹胀、黑便等。

4. 操作符合规范要求。

编写者：蓝文通　文清德

第三节　内镜下胆管碎石与取石术

【目的】

取出结石，预防感染，改善肝功能等。

【适应证】

1. 胆总管结石：包括原发性和继发性。

2. 复发性结石以及胆总管术后残余结石，胆囊已切除不带 T 管者。

3. 胆总管残余结石，胆囊切除术后带有 T 管，经 T 管取石失败者。

4. 急性梗阻性胆源性胰腺炎患者。

5. 胆管结石伴乳头嵌顿者。

6. 肝外胆管结石患者，拟行腹腔镜胆囊手术或非手术治疗胆囊结石者。

【操作流程】

一、评估

1. 患者的意识状态、年龄、病情、用药史以及药物过敏史等情况。

2. 患者对检查的目的、重要性及注意事项的认知程度。

3. 环境及室温是否符合 ERCP 要求。

二、准备

1. 护士：着装整洁，洗手，戴口罩，穿戴 X 线防护用品。

2. 常规用物包括口垫、灭菌注射用水、祛泡剂、75% 酒精方纱、30ml 注射器、餐巾纸、过滤纸、病理标本瓶、床侧预处理用品等；专科附件包括切开刀、导丝、针状刀、扩张气囊、压力泵、取石球囊、取石网篮、碎石网篮、紧急碎石器、各种规格的胰胆管支架、鼻胆引流管等。

3. 环境：标准 ERCP 室布局，温度及湿度适宜，清洁整齐，光线充足。

4. 患者。

（1）术前禁食、禁水 6～8 小时，建立静脉通道（首选右上肢），术前确认有无服用抗凝药物；核对患者基本信息及诊疗项目，签署知情同意书。

（2）取俯卧位，头偏右侧，右肩垫高，保护会阴部，必要时取左侧卧位。给予儿童患者适当的防护。

（3）取出活动义齿，取走金属配饰及影响透视摄片的衣着。

三、操作程序

表 9-3-1　内镜下胆管碎石与取石术操作程序

项目	步骤	要点及注意事项
操作前准备	1. 核对患者，注意禁忌证、药物过敏史 2. 向患者说明检查目的及配合检查的注意事项 3. 咽部麻醉，检查前 10 分钟遵医嘱给予口服局麻药 4. 操作前遵医嘱给予 654-2、盐酸哌替啶、咪唑安定等药物；气管插管全麻者，协助麻醉医师实施气管插管全麻 5. 造影剂准备：优维显与生理盐水按 1:1 比例配置，用 20ml 或 30ml 注射器抽取备用 6. 给患者带好口垫，给予吸氧、心电监护，在肌肉丰富的部位贴负极贴	• 准确查对患者，询问过敏史 • 嘱患者将麻药分多次吞服，不要一次吞服 • 注射药物要缓慢推注，观察患者生命体征，如力月西总量超过 3mg，则分 2 次给药；先静脉推注 3mg，如无特殊，1 分钟后再推注余量 • 有活动义齿宜取出，嘱咐患者轻轻咬住口垫，注意口垫有无脱落 • 体位舒适，保护会阴部 • 心电极片避开 X 光透视区域

项目	步骤	要点及注意事项
操作中配合	1. 用 0.9% 生理盐水冲管润滑切开刀各管道，导丝插入切开刀时，宜先快后慢 2. 持导丝 2cm 反复试探插入胆管，动作轻柔，有突破感时表示进入胰胆管腔道 3.X 光造影，观察确认进入胆管，缓慢注射造影剂 2 ~ 5ml，了解结石大小、位置等情况 4. 碎石术的配合 （1）如证实胆管远端有狭窄的较大结石或多个大结石，行乳头切开术后估计取石困难者，可用碎石器机械碎石 （2）正确安装碎石器：选择大小合适的碎石器，将操作部网篮杆完全拉出，插入手柄孔固定。检查网篮的张合功能、推出和收回是否顺畅，确定安装成功与否 （3）经乳头插入胆管中越过结石，张开网篮上下抖动反复进退将结石完整套入网篮内，收紧网篮 （4）调节控制塑料管的按钮，将塑料管完全收回到金属鞘内，使金属鞘完全顶住网篮中的结石，将按钮固定到最后一档 （5）顺时针方向旋转手柄部旋钮，金属鞘紧密接触结石使其在外力作用下粉碎，退出碎石器用普通网篮将碎后的结石取出 5. 内镜下取石网篮取石的配合 （1）在 ERCP 检查基础上，根据结石大小及胆管的粗细决定切口的大小，并选择合适的取石网篮 （2）将网篮收回塑料管内，递于操作者插入活检通道，经乳头插入胆管 （3）在 X 线透视下使网篮越过结石，张开后上下抖动将结石套入网篮中，慢慢回收网篮 （4）拉到十二指肠后张大网篮反复抖动，使结石脱出网篮，再收回网篮	• 润滑管道，造影前回抽气体 • 插导丝动作轻柔，避免过度用力 • 注射造影剂的速度宜慢 • 选择大小合适的碎石网篮 • 正确安装碎石网篮，体外测试碎石网篮的功能 • 套取结石过程中，不宜过快，避免结石滑出网篮 • 选择合适的气囊 • 体外注气测试气囊是否完好 • 根据气囊说明进行相应注气 • 术中密切观察患者生命体征、给予吸氧、保持呼吸道通畅、防止窒息，观察腹痛情况

项目	步骤	要点及注意事项
操作中配合	6. 网篮结石嵌顿处理（应急碎石） （1）用老虎钳将网篮的手柄剪断 （2）取出内镜及网篮的塑料外管 （3）金属管鞘连接镜外碎石器的操控部，将网篮钢丝穿过金属管鞘连接于体外的碎石装置 （4）金属管鞘顺网篮钢丝到胆管，在透视下顺时针方向缓缓旋转手柄做镜外碎石 （5）取出镜外碎石器 7. 气囊导管取石术的配合 （1）选择合适的气囊导管，在X线透视下可见气囊导管球囊上下两端 （2）气囊越过结石后注入气体，根据胆管直径给予相应注气，关闭气囊通道，轻轻抖动同时由上向下缓缓牵拉，拉至乳头处遇阻力大时可适量放气，直到结石从乳头切口排出 （3）阻塞造影的配合：为确定结石是否清除干净，注入造影剂排气，排气后的气囊导管顺导丝插至胆管上段，充盈气囊，关闭通道，边注入造影剂边缓慢拉气囊。拉至胆管末端摄片，确定胆管无结石残留，将气囊拉出乳头 8. 退镜 9. 术中密切观察患者生命体征、保持呼吸道通畅、预防窒息 10. 检查结束退镜时，助手应手持纱布将镜身外黏附的黏液、血迹擦掉	
观察记录	1. 观察患者生命体征，有无呕吐、烦躁及血氧下降的情况 2. 操作后观察有无腹痛、腹胀，以及上消化道出血、穿孔的情况	• 防止患者因呕吐引起窒息 • 有腹痛、腹胀，以及上消化道出血、穿孔等情况，及时报告医生，并配合处理

续表

项目	步骤	要点及注意事项
操作后整理	1. 内镜及附件按照《医疗器械临床使用管理办法（国家卫生健康委员会令第 8 号）》、WS 507-2016《软式内镜清洗消毒技术规范》进行再处理 2. 做好 ERCP 术后标本的登记和送检 3. 整理、记录、收费、发报告 4. 健康指导	• ERCP 配件为高值耗材，按照医院高值耗材管理制度，对耗材进行使用、销毁登记管理

四、评价

1. 患者能说出治疗目的，主动配合治疗。

2. 患者在检查治疗中无明显不适，观察病情及时。

3. 患者能说出 ERCP 术后的相关注意事项，如观察有无腹痛、腹胀、黑便等。

4. 操作符合规范要求。

编写者：蓝文通　文清德

第四节　内镜下鼻胆管引流术（ENBD）

【目的】

通过鼻胆管引流达到减压、减黄、消炎的作用。

【适应证】

1. 急性化脓梗阻性胆管炎。

2. 原发或继发性肿瘤所致的胆管梗阻。

3. 肝胆管结石所致的胆管梗阻，也用于预防胆总管结石嵌顿。

4. 胆源性胰腺炎。

5. 胆管良性狭窄。

6. 创伤性或医源性胆瘘。

7. 硬化性胆管炎，可在胆管引流的同时行类固醇激素等药物灌注。

8. 胆管癌的腔内放疗、肝胆系统功能检测等。

【操作流程】

一、评估

1. 患者的意识状态、年龄、病情、用药史以及药物过敏史等情况。

2. 患者对检查的目的、重要性及注意事项的认知程度。

3. 环境及室温是否符合 ERCP 要求。

二、准备

1. 护士：着装整洁，洗手，戴口罩，穿戴 X 线防护用品。

2. 常规用物包括口垫、灭菌注射用水、祛泡剂、75% 酒精方纱、30ml 注射器、餐巾纸、过滤纸、病理标本瓶、床侧预处理用品等；专科附件包括切开刀、导丝、针状刀、扩张气囊、压力泵、取石球囊、取石网篮、碎石网篮、各种规格的胰胆管支架、各种类型的鼻胆引流管等。

3. 环境：标准 ERCP 室布局，温度及湿度适宜，清洁整齐，光线充足。

4. 患者

（1）术前禁食、禁水 6 ~ 8 小时，建立静脉通道（首选右上肢），术前确认有无服用抗凝药物；核对患者基本信息及诊疗项目，签署知情同意书。

（2）取俯卧位，头偏右侧，右肩垫高，保护会阴部，必要时取左侧卧位。给予儿童患者适当的防护。

（3）取出活动义齿，取走金属配饰及影响透视摄片的衣着。

三、操作程序

表 9-4-1　ENBD 操作程序

项目	步骤	要点及注意事项
操作前准备	1. 核对患者，注意禁忌证、药物过敏史 2. 向患者说明检查目的及配合检查的注意事项 3. 咽部麻醉，检查前 10 分钟遵医嘱给予口服局麻药	• 准确查对患者，询问过敏史 • 嘱患者要将麻药分多次吞服，不要一次吞服

项目	步骤	要点及注意事项
操作前准备	4. 操作前遵医嘱给予 654-2、盐酸哌替啶、咪唑安定等药物；气管插管全麻者，协助麻醉医师实施气管插管全麻 5. 造影剂准备：优维显与生理盐水按 1∶1 比例配置，用 20ml 或 30ml 注射器抽取备用 6. 给患者带好牙垫，给予吸氧、心电监护，在小腿肌肉丰富的部位贴负极	• 注射药物要缓慢推注，观察患者生命体征，如力月西总量超过 3mg，则分 2 次给药；先静脉推注 3mg，如无特殊，1 分钟后再推注余量 • 有活动义齿宜取出，嘱咐患者轻轻咬住牙垫，注意牙垫有无脱落 • 体位舒适，保护会阴部 • 心电极片避开 X 光透视区域
操作中配合	1. 0.9% 生理盐水冲管润滑切开刀各管道，导丝插入切开刀，宜先快后慢 2. 持丝 2cm 反复试探插入胆管，动作轻柔，有突破感时表示进入胰胆管腔道 3. ERCP 造影后，将导丝经切开刀导管进入理想的胆管位置 4. 留置导丝退出切开刀导管，选择合适的鼻胆引流管类型，如左、右肝管型，猪尾巴型。生理盐水润滑鼻胆管，取下鼻胆管接头沿着导丝将鼻胆管插入目标胆管的位置，退出导丝 5. 留置鼻胆管，退出十二指肠镜 6. 口鼻转换：将导丝折成圈，经口伸入咽喉部，从鼻腔插入转换管进入导丝圈内，拉出口外，鼻胆管末端插入转换管，一手拉转换管，一手送鼻胆管，注意观察有无打折，将鼻胆管拉出后接上鼻胆管接头，注射器回抽确认鼻胆管通畅 7. X 线透视，再次确定鼻胆管位于胆管处，用胶布妥善固定于鼻翼处 8. 术中密切观察患者生命体征、保持呼吸道通畅、预防窒息 9. 检查结束退镜时，助手应手持纱布将镜身外黏附的黏液、血迹擦掉	• 润滑管道，造影前回抽气体 • 插导丝动作轻柔，避免过度用力 • 注射造影剂的速度宜慢 • 选择合适的鼻胆管类型 • 鼻胆管插入时应注意确保导丝在胆管内保持原位不动，绷直导丝，鼻胆管顺导丝插入目标胆管 • 退出内镜留置鼻胆管应注意：退镜和插入鼻胆管的速度一致，并注意用纱布包裹鼻胆管，以免胆汁污染环境 • 口鼻转换应注意：插入转换管动作轻柔，避免鼻胆管在咽喉部打圈或打折 • 确保鼻胆管引流通畅、妥善固定鼻胆管于鼻翼处

项目	步骤	要点及注意事项
观察记录	1. 观察患者生命体征，有无呕吐、烦躁及血氧下降的情况 2. 操作后观察有无腹痛、腹胀，以及上消化道出血、穿孔的情况	• 防止患者因呕吐引起窒息 • 有腹痛、腹胀，以及上消化道出血、穿孔等情况，及时报告医生，并配合处理
操作后整理	1. 内镜及附件按照《医疗器械临床使用管理办法（国家卫生健康委员会令第8号）》、WS 507-2016《软式内镜清洗消毒技术规范》进行再处理 2. 做好 ERCP 术后标本的登记和送检 3. 整理、记录、收费、发报告 4. 健康指导	• ERCP 配件为高值耗材，按照医院高值耗材管理制度，对耗材进行使用、销毁登记管理

四、评价

1. 患者能说出留置鼻胆管的目的，主动配合治疗。

2. 患者在检查治疗中无明显不适，观察病情及时。

3. 患者能说出留置鼻胆管后的注意事项，如避免引流管打折、滑脱及折叠等。

4. 操作符合规范要求。

编写者：蓝文通　文清德

第五节　内镜下逆行胆管内支架引流术

【目的】

通过塑料支架引流胆管可改善黄疸、皮肤瘙痒、肝功能异常等症状，达到治疗疾病的目的。

【适应证】

1.急性梗阻性化脓性胆管炎、急性胆源性胰腺炎、急性化脓性胆囊炎等。

2.内镜逆行胰胆管造影（ERCP）术后胆管炎的预防。

3.肿瘤所致的胆管梗阻。

4.胆道外科手术前治疗。

5.创伤性或医源性胆道损伤、狭窄或胆瘘。

6.胆管癌的腔内放化疗。

【操作流程】

一、评估

1.患者的意识状态、年龄、病情、用药史以及药物过敏史等情况。

2.患者对检查的目的、重要性及注意事项的认知程度。

3.环境：温度、湿度、清洁及隐蔽程度。

二、准备

1.护士：着装整洁，洗手，戴口罩，穿戴X线防护用品。

2.常规用物包括口垫、灭菌注射用水、祛泡剂、75%酒精方纱、30ml注射器、餐巾纸、过滤纸、病理标本瓶、床侧预处理用品等；专科附件包括切开刀、导丝、针状刀、扩张气囊、压力泵、取石球囊、取石网篮、扩张探条、碎石网篮、紧急碎石器、各种规格的胰胆管支架、鼻胆引流管等。

3.环境：标准ERCP室布局，温度及湿度适宜，清洁整齐，光线充足。

4.患者。

（1）术前禁食、禁水6～8小时，建立静脉通道（首选右上肢），术前确认有无服用抗凝药物；核对患者基本信息及诊疗项目，签署知情同意书。

（2）取俯卧位，头偏右侧，右肩垫高，保护会阴部，必要时取左侧卧位。给予儿童患者适当的防护。

（3）取出活动义齿，取走金属配饰及影响透视摄片的衣着。

三、操作程序

表 9-5-1　内镜下逆行胆管内支架引流术操作程序

项目	步骤	要点及注意事项
操作前准备	1. 核对患者，注意禁忌证、药物过敏史 2. 向患者说明检查目的及配合检查的注意事项 3. 咽部麻醉，检查前 10 分钟遵医嘱给予口服局麻药 4. 操作前遵医嘱给予 654-2、盐酸哌替啶、咪唑安定等药物；气管插管全麻者，协助麻醉医师实施气管插管全麻 5. 造影剂准备：优维显与生理盐水按 1:1 比例配置，用 20ml 或 30ml 注射器抽取备用 6. 给患者带好牙垫，给予吸氧、心电监护，在肌肉丰富的部位贴负极贴	• 准确查对患者，询问过敏史 • 嘱患者要将麻药分多次吞服，不要一次吞服 • 注射药物要缓慢推注，观察患者生命体征，如力月西总量超过 3mg，则分 2 次给药；先静脉推注 3mg，如无特殊，1 分钟后再推注余量 • 有活动义齿宜取出，嘱咐患者轻轻咬住牙垫，注意口垫有无脱落 • 体位舒适，保护会阴部 • 心电极片避开 X 光透视区域
操作中配合	1. 0.9% 生理盐水冲管润滑切开刀各管道，导丝插入切开刀，宜先快后慢 2. 持导丝 2cm 反复试探插入胆管，动作轻柔，有突破感时表示进入胰胆管腔道 3. ERCP 造影，了解梗阻部位、狭窄程度，确定需要胆管塑料支架引流后将导丝经切开刀导管进入理想的胆管位置 4. 留置导丝退出切开刀，必要时用扩张探条或柱形水囊扩张 5. 支架长度测量 （1）扩张探条测量法：操作者将扩张探条拉至狭窄段上方 1 ～ 2cm 处，用食指和拇指捏住活检孔口的扩张探条向外拉乳头口，测量活检孔口到手指之间的长度，这就是所需支架的长度 （2）导丝测量法：将导丝拉至狭窄段上方 1 ～ 2cm 处，用食指和拇指捏扩张探条口的导丝向外拉乳头口，测量扩张探条口到手指之间的长度，这就是所需支架的长度	• 润滑管道，造影前回抽气体 • 插导丝动作轻柔，避免过度用力 • 注射造影剂的速度宜慢

项目	步骤	要点及注意事项
操作中配合	6. 支架安装配合: 一体式支架无需安装, 非一体式支架应选择直径、长度合适的支架正确安装于支架推送管上, 注意支架倒刺的方向。将支架和推送管套在内衬管上, 将保护倒刺的外管套在部分支架和推送管上 7. 将安装好的支架推送管顺导丝插入, 在透视下逐渐将支架送入胆道, 内衬管超过预定部位 4 ~ 6cm 时将推送器与内衬管分离, 插入时绷紧导丝及内衬管避免成 S 型, 与术者的插入动作协同用力, 支架前端越过狭窄段以上 1 ~ 2cm 8. 当末端倒刺紧贴十二指肠乳头时, 术者用推送器顶住支架, 依次拔除导丝、内衬管和推送器 9.X 线透视观察支架位置, 内镜吸引观察引流的情况 10. 术中密切观察患者生命体征、保持呼吸道通畅、预防窒息 11. 检查结束退镜时, 助手应手持纱布将镜身外黏附的黏液、血迹擦掉	• 选择合适的支架规格 • 准确测量支架长度 • 支架安装方法正确 • 释放胆管支架时, 绷紧内衬管, 配合默契
观察记录	1. 观察患者生命体征, 有无呕吐、烦躁及血氧下降的情况 2. 操作后观察有无腹痛、腹胀, 以及上消化道出血、穿孔的情况	• 防止患者因呕吐引起窒息 • 有腹痛、腹胀, 以及上消化道出血、穿孔等情况, 及时报告医生, 并配合处理
操作后整理	1. 内镜及附件按照《医疗器械临床使用管理办法(国家卫生健康委员会令第 8 号)》、WS 507-2016《软式内镜清洗消毒技术规范》进行再处理 2. 做好 ERCP 术后标本的登记和送检 3. 整理、记录、收费、发报告 4. 健康指导	• ERCP 配件为高值耗材, 按照医院高值耗材管理制度, 对耗材进行使用、销毁登记管理

四、评价

1. 患者能说出治疗目的，主动配合治疗。

2. 患者在检查治疗中无明显不适，观察病情及时。

3. 患者能说出 ERCP 术后的相关注意事项，如观察有无腹痛、腹胀、黑便等。

4. 操作符合规范要求。

编写者：蓝文通　文清德

第十章 内镜及其附件清洗消毒护理技术操作规程

第一节 消化内镜清洗消毒技术

【目的】

确保所有消化内镜使用时处于高水平消毒或灭菌状态，防止交叉感染，保障患者安全。

【适用范围】

使用后的消化内镜。

【操作流程】

一、评估

1. 内镜使用者的病史，是否有特殊的感染疾病。

2. 内镜的种类及完整性。

3. 洗消物品准备齐全，性能完好。

二、准备

1. 操作者：穿戴防水围裙或防水隔离衣、医用外科口罩、护目镜或防护面罩、帽子、手套、专用鞋等。

2. 设备及用物：配有酶洗槽、漂洗槽、消毒槽、终末漂洗槽、全管道灌流器、各种内镜专用刷、压力水枪、压力气枪、测漏仪器、计时器、内镜及附件运送容器、低纤维絮且质地柔软的擦拭布、垫巾、手卫生装置，采用非手触式水龙头且宜配备动力泵（与全管道灌流器配合使用）、超声波清洗器、内镜自动清洗消毒机（内镜自动清洗消毒机相关要求应符合《内镜自动清洗消毒机卫生要求》的规定）、多酶、75% 酒精等。

3. 环境及水质要求：通风良好，纯化水应符合《生活饮用水标准》（GB 5749—2022）的规定，细菌总数 ≤ 10 cfu/100 ml。

三、操作程序

表 10-1-1　消化内镜清洗消毒操作程序

项目	步骤	要点及注意事项
操作前准备	1. 操作者：检查个人防护是否到位 2. 检查用物性能是否完好	—
操作过程	1. 床旁预处理 （1）内镜从人体内取出后，立即用含有清洗液或多酶的湿巾或纱布擦去外表面污物 （2）将内镜先端放入装有清洗液的容器中，持续抽吸溶液直至流入吸引管中 （3）反复送气送水至少 10 秒 （4）依次关闭光源 / 主机，拆下内镜，盖好内镜防水盖 （5）放入运送容器，送至清洗消毒室 2. 测漏 （1）取下各类按钮阀门 （2）检查测漏装置是否运转正常，连接好测漏装置，注入压力 （3）确认防水盖已盖紧，内镜前端弯曲部橡皮有膨胀 （4）将内镜完全浸入水中，用注射器或水枪向各管道注水，排出管道内的气体 （5）向各个方向打满角度旋钮弯曲内镜先端部，观察有无气泡冒出，再观察插入部、操作部、连接部、各操作按钮等是否有气泡冒出，观察时间需大于 30 秒。 （6）在水中依次挤压内镜遥控按钮 1 ~ 4 号，观察各按钮处有无连续气泡冒出 （7）测漏结束后，如无渗漏，先排掉清洗槽内的水，再关闭测漏电源开关，等待 30 秒或直至弯曲部橡皮恢复原状，取下测漏器，把内镜取出 （8）记录泄漏情况，如有漏水，需根据漏水部位及气泡溢出情况进行不同处理，并立即与厂家联系送修	• 操作应符合感控要求 • 擦拭用品应一次性使用 • 检查测漏器接头和内镜通气接头是否彻底干燥，否则组件表面的水会进入内镜，导致内镜损坏 • 关闭保养装置及拆下测漏器的顺序务必正确 • 测漏结束，需要彻底排净管腔内的空气，因为长期膨隆易造成内镜零件损坏；遇外力撞击容易造成内镜损坏

项目	步骤	要点及注意事项
操作过程	3.酶洗 （1）清洗槽内配置清洗液，将内镜、阀门、按钮完全浸入清洗液中，用擦拭布反复擦洗镜身，重点擦拭插入部和操作部 （2）反复刷洗内镜所有管道至没有可见污染物，刷洗时两端见刷头并清洗刷头上的污物 （3）刷洗阀门、按钮，适合超声清洗的根据产品说明书使用超声机清洗 （4）将清洗刷清洗干净，高水平消毒后备用，清洗刷可随同内镜一起消毒 （5）接全管道灌流器，将各管道充满清洗液并灌流2分钟 4.漂洗 （1）将酶洗后的内镜连同全管道灌流器、阀门、按钮移入漂洗槽 （2）接全管道灌流器，充分冲洗各管道1分钟至无清洗液残留 （3）用流动水冲洗内镜外表面、阀门、按钮 （4）用动力泵或压力气枪向各管道吹气至少30秒，去除管道内的水分 （5）用擦拭布擦干内镜外表面、阀门、按钮，擦拭布一用一更换 5.消毒或灭菌 （1）将漂洗后的内镜连同全管道灌流器、阀门、按钮移入消毒槽并全部浸没于消毒液中（使用前按要求监测消毒液浓度） （2）使用灭菌设备对软式内镜灭菌时，应遵循设备使用说明书 6.终末漂洗 （1）将消毒后的内镜连同全管道灌流器、阀门、按钮移入终末漂洗槽并全部浸没于漂洗液中 （2）使用动力泵或压力水枪，用纯化水或无菌水冲洗内镜各管道至少2分钟，直至没有消毒液残留 （3）用纯化水或无菌水冲洗内镜外表面、按钮和阀门 （4）采用浸泡灭菌的内镜应在专用终末漂洗槽内使用无菌水进行终末漂洗	

项目	步骤	要点及注意事项
操作过程	7. 干燥 （1）将内镜及阀门、按钮置于铺有无菌巾的专用干燥台，无菌巾每4小时更换1次 （2）用75%乙醇灌注所有管道 （3）用压力气枪使用洁净压缩空气向所有管道充气至少30秒至其完全干燥 （4）用无菌擦拭布和压力气枪干燥内镜外表面、阀门、按钮并安装 8. 储存 每日诊疗工作结束，将干燥后的内镜储存于专用洁净镜柜或镜库内，插入部和连接部均应垂直悬挂，弯角固定钮置于自由位，并将所有活检入口阀门、吸引按钮、送气送水按钮、防水帽取下	—
内镜清洗消毒机操作流程	（1）操作前准备同手工清洗。 （2）具体操作过程①使用内镜清洗消毒机时应遵循产品说明操作使用。②在使用内镜清洗消毒机进行清洗消毒之前，应先遵循按要求对内镜进行预处理、测漏和手工清洗（清洗-漂洗）。③将内镜置入内镜清洗消毒机内，并用专用的连接器将内镜各个管道与洗消机连接；关闭舱门，选择程序后进行工作。④内镜消毒/灭菌程序结束，更换手套，将内镜取出，放置在干燥台上，按手工清洗操作规程中干燥储存要求进行操作。	—
操作后整理	整理用物，洗手记录	—

四、评价

1. 操作者按要求做好个人防护。

2. 按规范要求对消化内镜清洗消毒或灭菌，清洗消毒质量合格。

3. 操作过程不违反控感原则。

编写者：蒋雪丽　邓秀梅

第二节 消化内镜附件（按钮）清洗消毒技术

【目的】

确保所有消化内镜附件（按钮）使用时处于高水平消毒或灭菌状态，防止交叉感染，保障患者安全。

【适用范围】

所有消化内镜附件（内镜活检通道开口阀、吸引按钮、送水送气按钮）等。

【操作流程】

一、评估

1. 内镜使用者的病史，是否有特殊的感染疾病。

2. 按钮的种类及完整性。

3. 洗消物品准备齐全，性能完好。

二、准备

1. 操作者：穿防水衣、防水鞋，戴口罩、帽子、护目镜/面屏、手套。

2. 用物：各种内镜专用刷、一体化洗消槽、内镜清洗消毒机、压力气枪、压力水枪、一次性清洁湿巾、酶液、量杯、快速手消毒液。

3. 环境及水质要求：通风良好，用 0.2μm 以下过滤器过滤的纯水。

三、操作程序

表 10-2-1　消化内镜附件（按钮）清洗消毒操作程序

项目	步骤	要点及注意事项
操作前准备	1. 操作者：检查个人防护是否到位 2. 检查用物性能是否完好	—

项目	步骤	要点及注意事项
操作过程	1.酶洗 （1）内镜活检通道开口阀、吸引按钮、送水送气按钮等全部放入按比例配置的酶液中 （2）使用合适的清洗刷在清洗液液面下进行刷洗 （3）送气送水按钮：短毛刷插入按钮中部小孔内，旋转式来回刷洗。按下活塞，刷洗橡皮套内表面、密封垫。短毛刷插入按钮上部小孔，旋转式来回刷洗，环形刷洗橡皮套上的弹簧 （4）活检通道开口阀：打开开口阀盖，短毛刷插入主体内侧，旋转式来回刷洗。环形洗开口阀盖孔和外侧边缘、主体开口处 （5）吸引按钮：短毛刷插入按钮下部小孔内，旋转式来回刷洗。按下活塞，短毛刷插入按钮中部小孔内，旋转式来回刷洗。刷洗橡皮套内表面、橡皮套上的弹簧 （6）在清洗液液面下反复按压和松开送气送水按钮、吸引按钮的活塞、活检通道开口阀的主体，确认已经去除所有气泡 2.超声震荡 超声振荡仪内清洗液按比例配置，所有部件放入振荡仪内震荡清洗10分钟 3.消毒或灭菌 将送气/送水按钮、吸引按钮、活检通道开口阀放入内镜清洗消毒机内进行清洗消毒或灭菌 4.干燥 对送气送水按钮、吸引按钮、活检通道开口阀等进行逐个吹干或纱布擦干，检查密封垫、橡皮套、开口阀盖有无破损。当天不再使用的部件分类存放于相应的容器内	• 酶液的配置方法：酶/水=1:200 • 所有毛刷需和附件一起进行超声震荡和浸泡消毒 • 刷洗过程需重复几次，直至完全去除所有可见污物，清洗刷毛 • 超声振荡器性能完好 • 所有附件（按钮）干燥备用
操作后整理	整理用物，洗手、记录	• 医疗废物严格按要求分类处理

四、评价

1.操作者按要求做好个人防护。

2.按规范要求对消化内镜附件（按钮）进行清洗消毒。

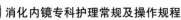

3.操作过程不违反控感原则。

编写者：蒋雪丽　邓秀梅

第三节　消化内镜复用附件清洗消毒技术

【目的】

确保所有消化内镜复用附件使用时处于灭菌状态，防止交叉感染，保障患者安全。

【适用范围】

所有使用后的消化内镜可复用附件。

【操作流程】

一、评估

1.附件使用者的病史，是否有特殊的感染疾病。

2.附件的种类及完整性。

3.洗消物品准备齐全，性能完好。

二、准备

1.操作者：穿防水衣、防水鞋，戴口罩、帽子、护目镜/面屏、手套。

2.用物：各种内镜专用刷、超声振荡器、压力气枪、压力水枪、一次性清洁湿巾、计时器、酶液、量杯、快速手消毒液。

3.环境及水质要求：通风良好，用 0.2μm 以下过滤器过滤的纯水。

三、操作程序

表 10-3-1　消化内镜复用附件清洗消毒技术

项目	步骤	要点及注意事项
操作前准备	1.操作者：检查个人防护是否到位 2.检查用物性能是否完好	—

项目	步骤	要点及注意事项
操作过程	1. 酶洗 （1）将可拆卸的附件进行拆分，直至不能拆分为止 （2）用含酶的方纱或湿巾对附件表面进行擦拭，去除表面污物 （3）在酶液中进行擦洗，对于有腔道的附件，用专用的清洗刷对腔道进行刷洗，有内芯腔道的附件（例如碎石手柄）在酶液液面下来回推动装置把手，使酶液与附件内芯充分接触，用酶液浸泡至少2分钟 2. 超声震荡 在超声振荡器中加入合适的酶液，将附件放入超声振荡仪中震荡15～30分钟 3. 漂洗 取出附件，在流动水下漂洗干净，然后用高压气枪吹干 4. 消毒 （1）将附件放入酸化水中浸泡5分钟 （2）取出附件，在流动纯水下充分漂洗干净，然后用高压气枪吹干 5. 打包灭菌 （1）检查附件性能 （2）用气枪充分吹干至少2分钟，直至没有水分残留 （3）在附件旋钮位置或滑动拉杆位置用油方纱擦拭润滑，保持附件容易滑动 （4）打包运送至供应室进行灭菌消毒	• 酶液的配置方法：酶/水=1:200 • 所有毛刷需和附件一起进行超声震荡和浸泡消毒 • 超声振荡器性能完好 • 送气体消毒时：附件完整、齐全、清洁（无血迹、污迹、锈迹、水）、功能完好；新产品要求有灭菌说明书，第一次送去消毒要送去备案 • 送去/取回时注意：重的在下，轻的在上；一整套的有所注明（包装在一起）；放置时勿挤压，容易损坏包装 • 按灭菌物品要求放置；定期检查灭菌日期，及时送去消毒；使用后马上按要求清洗，送去消毒 • 放置要求：应设立专门的无菌物品储存间，温度应<24℃
记录	送供应室灭菌的附件需进行点数登记，做好记录	—
操作后整理	整理用物，洗手、记录	• 医疗废物严格按要求分类处理

四、评价

1. 操作者按要求做好个人防护。

2.按规范要求对消化内镜复用附件进行清洗消毒或灭菌，清洗消毒效果符合要求。

3.操作过程不违反控感原则。

编写者：蒋雪丽　邓秀梅